W0097909

dva informativ

Guido Fisch

Akupunktur

Chinesische Heilkunde
als Medizin der Zukunft

Deutsche Verlags-Anstalt
Stuttgart

ISBN 3 421 02642 4

Umschlagentwurf:
Dieter Zembsch, Stuttgart
Grafische Gestaltung:
Hellmut Ehrath, Böblingen
Gesamtherstellung:
Deutsche Verlags-Anstalt GmbH,
Grafischer Großbetrieb, Stuttgart
Printed in Germany

56780 39734 321

Inhalt

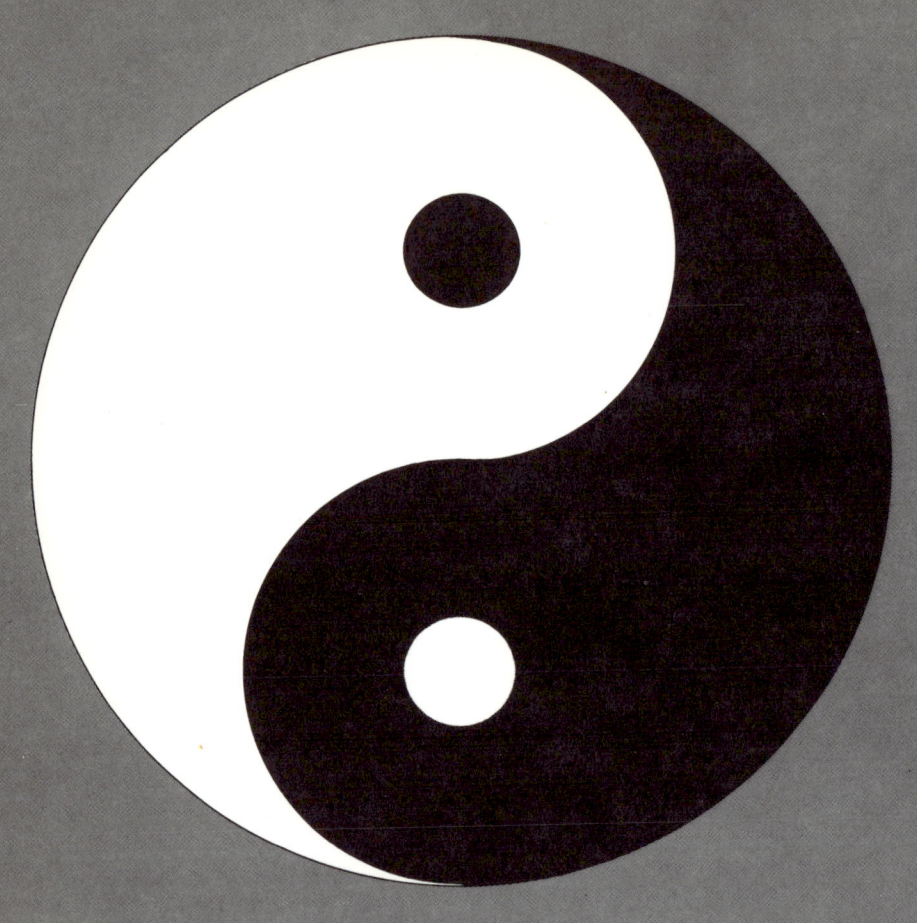

Altchinesisches Symbol für Inn und Yang.

Vorwort

In unserem Jahrzehnt nimmt die Akupunktur im Westen einen bisher unbekannten Aufschwung. Es ist deshalb wichtig, daß die Akupunkteure ihre Kenntnisse zur notwendigen Information von Arzt und Patient verfügbar machen. Die Akupunktur muß sich als selbständige medizinische Disziplin durchsetzen. Wir möchten Dr. med. Guido Fisch (Mitglied der Abteilung für chinesische Medizin am Internationalen Institut für Biologische Medizin in Lausanne) unseren Dank für dieses Buch aussprechen. Seine Kenntnisse verleihen ihm einen hohen Informationswert.

In den Augen vieler Abendländler behält die Akupunktur wegen ihres chinesischen Ursprungs den Anhauch einer okkulten Praxis. Die Überlieferung durch Kaufleute und Missionare machte die Akupunktur zu einem unvollständigen System – kein Wunder, daß Mißtrauen und Abneigung gegen die mysteriöse Nadelheilkunde entstanden. Die westlichen Wissenschaftler sahen in den Heilerfolgen bloße Konsequenzen empirischer Kenntnisse, auf denen die Chinesen, »das abergläubische Volk par excellence«, mystische Theorien aufgebaut hatten. Ganz anders ist die Realität, und das Mißtrauen, die Feindseligkeit kommen nur aus ungenügender Kenntnis über das orientalische Denken. Während die Orientalen das westliche Wissen und seine Anwendungsmöglichkeiten übernommen haben, bleibt das Abendland befangen in begrenzten ethnozentrischen Vorurteilen. In Wirklichkeit ist die Akupunktur untermauert durch eine komplizierte Theorie des Universums, durch alle Elemente, die es bilden, also auch den Menschen als Komponente der kosmischen Harmonie. Die Lehre von dieser Harmonie, von diesem Gleichgewicht, heißt Energetik, weil sie auf der ununterbrochenen Opposition, Wechselwirkung und Ergänzung zweier Gegenkräfte, *Inn* und *Yang*, zweier verschiedener Formen einer selben Grundenergie, beruht. Beide Kräfte finden sich im Menschen wieder, in diesem organischen Ebenbild des Universums, mit eigenem Gleichgewicht, aber in Verbindung mit der Harmonie des Makrokosmos. Daraus folgt, daß jede Krankheit als Störung des inneren Gleichgewichts des Menschen oder seiner Beziehungen zum Universum betrachtet wird. Der Körper ist eine unzerteilbare Ganzheit, dessen Elemente aufeinander einwirken und ein kompliziertes aber gefährdetes Gleichgewicht bilden. Dieses Gleichgewicht, das immer eine Harmonie ist zwischen Inn und Yang, wird aufrechterhalten durch eine fortwährende Zirkulation von Energie durch den ganzen Körper über Energieleitungen. Die Akupunktur wirkt auf diese Energiezirkulation ein, und zwar nach genauen, von der Lehre bestimmten Regeln, nach der gewisse *Meridianpunkte* mit Nadeln gestochen werden.

Die Akupunktur kann nicht getrennt werden von der chinesischen Medizin, von der Wissenschaft der menschlichen Energetik. Mit der Moxibustion (Thermogenotherapie), der Massotherapie, der Diätetik ist die Akupunktur eine der Anwendungsmöglichkeiten dieser Heilkunde. Die genannten Heilmethoden wollen das energetische Gleichgewicht des Organismus nach den Regeln des Taoismus aufrechterhalten oder wiederherstellen. Es handelt sich um eine umfassende Medizin mit eigener Physiologie, Pathologie, Physiopathologie, Semiologie, Diagnostik und Therapeutik. Wir sind weit entfernt von der einfachen Reflex-Therapie, die in Europa durch Unkenntnis der chinesischen Medizin aus der Akupunktur gemacht wurde. Diese Reflex-Therapie reduziert die Akupunktur auf eine bloße Sammlung symptomatischer Rezepte und verhindert jegliche ursächliche Behandlung. Das ist um so verfehlter, als die wahre chinesische Medizin vor allem versucht, den Mechanismen der Pathogenie entgegenzuwirken und die energetische Gleichgewichtsstörung aufzuheben.

So wird bei einer Infektionskrankheit das Eindringen eines Mikroorganismus als nebensächlich betrachtet; die wahre Krankheitsursache geht diesem Vorgang voraus, da es sich um eine Energieschwäche des Menschen handelt, die den Angriff auf den Organismus ermöglicht hat. Das erklärt ein chinesisches Sprichwort: »Einen Eindringling töten, heißt noch lange nicht, die Tür schließen.« Die Akupunkturnadeln versuchen aber, diese zu schließen.

Die chinesische Medizin will mehr als heilen, sie versucht, die Gesundheit des Menschen aufrechtzuerhalten in der Entwicklung der Welt, der Jahreszeiten, des Klimas, des Raumes und der Zeit. Es gilt zum Beispiel im Winter, den Frühlingskrankheiten vorzubeugen. »Der wahre Arzt pflegt den Kranken vor der Krankheit«

(*Nei King*). Im Alten China besuchte der Arzt regelmäßig seine Patienten, und er war nur angesehen, wenn sie immer gesund waren. Wir aber sind weit davon entfernt, ein solches Ziel erreicht zu haben; denn dazu wäre eine vollkommene Kenntnis der chinesischen Pathologie und der besonderen sozialen Umstände notwendig.

Mit ihrer Symbolik liefert die chinesische Medizin dem Abendland eine andere Auffassung von Leben und Mensch und damit neue therapeutische Möglichkeiten. Das soll nicht heißen, daß die östliche Medizin als Gegensatz zur westlichen praktiziert werden sollte. Einerseits ist es wohl notwendig, alle westlichen Vorurteile auszuschalten, um die Logik der chinesischen Tradition zu verstehen. Andererseits muß aber ein Akupunkteur auch die westliche Medizin kennen, deren Analyse- und Synthesefähigkeit wahre Fortschritte ermöglichen wird in der Kunst, die Menschen zu pflegen. Die chinesische Tradition bringt uns den Respekt vor der organischen Einheit des Menschen und seinen Beziehungen zur Umwelt und befreit den Westen von seiner mechanistischen Auffassung. Die westliche Medizin liefert der chinesischen Symbolik – ohne sie zu zerstören – eine materielle Grundlage zu wirksamer Anwendung und zu einer einfacheren Praxis.

Keine der beiden Heilkunden sollte die andere ausschließen. Die eine durch die andere ersetzen zu wollen, wäre Ausdruck eines begrenzten und fortschrittswidrigen Geistes. Das meint folgender Satz des chinesischen Chirurgen und Gliederverpflanzungsspezialisten Tchang Tchou Wei: »Wir vernachlässigen keine der Vorschriften und Regeln der traditionellen Medizin und versuchen eine Synthese zwischen dieser kulturell so wertvollen Heilkunde und der modernen Wissenschaft.«

Dr. med. Nguyen Van Nghi, Marseille

Akupunktur
– eine medizinische Mode?

Über die zahlreichen Anwendungsmöglichkeiten der chinesischen Akupunkturlehre wurde in den letzten Jahren eine umfangreiche Literatur veröffentlicht. Man konnte über Operationen lesen, die unter Nadelanästhesie durchgeführt wurden. Man zeigte sogar Bilder und Filme solcher Akupunktur-Lokalbetäubungen. Man hörte auch vielerlei über den wundersamen Einfluß von Gold- und Silbernadeln bei Erkrankungen. Trotz strengster Gesundheitsvorschriften werden in den meisten europäischen Ländern die verschiedensten Nadeltechniken vom Masseur bis zum Arzt ohne genaue Kontrolle angewandt.

Die chinesische Nadelheilkunst wurde von vielen Leuten beschrieben. Veröffentlichungen von Missionaren, von Diplomaten, von Abenteurern haben die chinesische Nadelkunst mit mehr oder weniger Mystik vorgestellt. Durch diese zahlreichen Beschreibungen erhielt die Akupunkturlehre eine bestimmte philosophische Ausrichtung. Sie büßte damit ihre realistische und logische Anwendungsmöglichkeit ein und wurde zum Teil zu etwas nicht genau Definierbarem – das beim Kranken Heilprozesse auslösen konnte.

Es entstanden mehrere europäische Schulen, die sich auf die verschiedenartigsten fernöstlichen Kenntnisse stützten. Die eigentliche Akupunkturlehre, wie sie in China seit Tausenden von Jahren angewandt wurde, geriet dadurch in ein eigentümliches Fahrwasser. Viele Gesetze, die zum Zeitpunkt der Einführung der Akupunktur in Europa selbst den chinesischen Akupunkteuren unbekannt waren, wurden einfach weggelassen. So wurde eine mysteriöse Pulsdiagnose ohne genaue Erklärung übernommen. Europäer konnten ohne Kenntnis der Gesetze und ohne tieferes Verständnis Akupunktur betreiben. Jahrelange Praxis und einige Erfolge erlaubten es dem westlichen Nadelarzt, an seine Akupunktur zu glauben. Das geht so weit, daß viele Leute, die sich mit Akupunktur beschäftigen, meinen, sie hätten diese Heilkunst wirklich erfaßt.

Man darf nicht vergessen, daß in den letzten zehn Jahren in China wesentliche Fortschritte in der Akupunkturlehre gemacht wurden. Die Kulturrevolution brachte die Akupunkturforschung zu einer neuen Blüte. Die ältesten Traditionen und Lehrbücher wurden hervorgeholt und in mühsamer Arbeit wieder verständlich gemacht. Erst das zeigte die tatsächliche Logik in der Akupunkturlehre. Die Entdeckung der Anästhesiemöglichkeiten für Operationen brachte der Akupunkturforschung einen weiteren Aufschwung. Diese Neuerung fehlt den europäischen Akupunkteuren, die sich zum Teil auf unverstandene Überlieferungen aus dem vormaoistischen China berufen. Es ist das große Verdienst des in Marseille ansässigen vietnamesischen Arztes

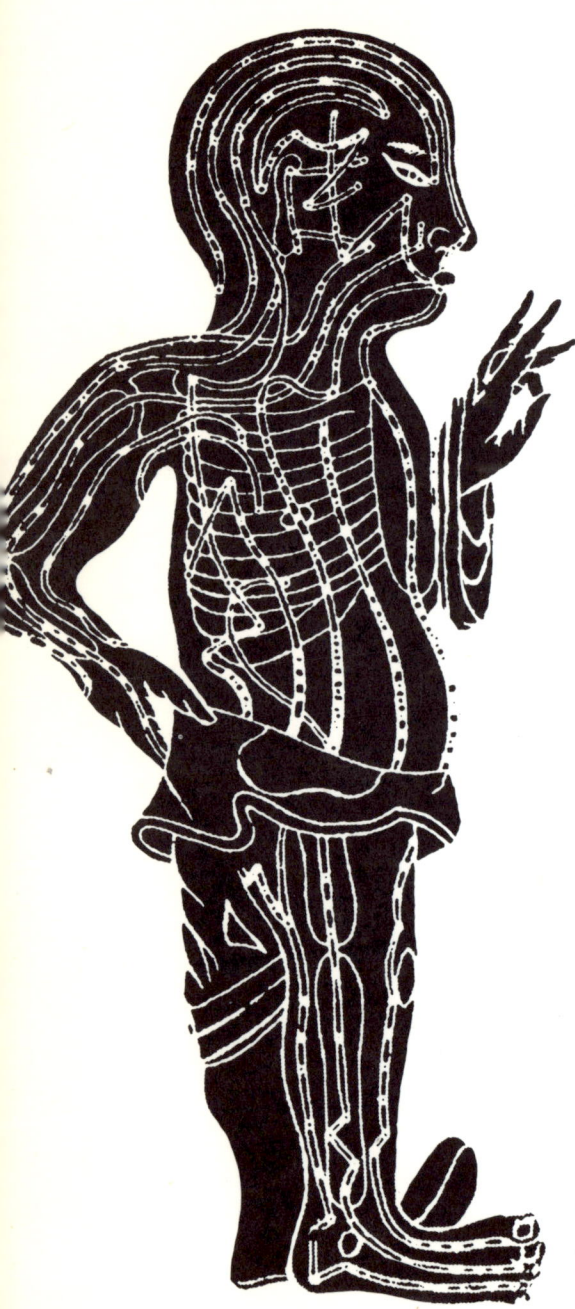

Nguyen Van Nghi, die traditionelle chinesische Akupunkturlehre in zahlreichen Übersetzungen uns Europäern in wissenschaftlicher Form nahegebracht zu haben. Durch seine Bücher, Kurse und Publikationen wurde die chinesische Akupunkturlehre zu einer für uns logischen und verständlichen Wissenschaft. In diese Wissenschaft sind auch alle Gesetze der alten Chinesen eingebaut und verständlich gemacht. Dadurch erhält die Akupunktur eine ganz neue Richtung, die einer umfassenden Medizin, die von unserer europäischen abweicht. Dabei sind zahlreiche falsch interpretierte Gesetze verständlich und die Beziehungen zwischen den verschiedenen Energien und den verschiedenen Erkrankungen diagnostizierbar geworden. Die Akupunktur hat damit auch für den Westen an Bedeutung gewonnen und kann ohne jeglichen Mystizismus angewandt werden. Ihr Studium ist allerdings wesentlich erschwert, da zahlreiche Gesetze erlernt werden müssen. Die gesamte energetische Physiologie und Anatomie ist viel umfangreicher als bei der vor einigen Jahrzehnten in Europa eingeführten Akupunkturlehre.

Die Akupunktur hat im Westen eine derartige Verbreitung gefunden, daß es notwendig erscheint, die traditionelle chinesische Medizin zu erläutern und allgemein verständlich zu machen. Nachdem die Akupunktur selbst in China zu einer teil-

Teilansicht des Meridian- und Aderverlaufs nach einem altchinesischen Holzschnitt (links).
Darstellung der inneren Organe nach einer chinesischen Handschrift aus dem Jahr 1575 (rechts).

心系七節七節之傍中有小心以
腎系十四椎下由下而上亦七節

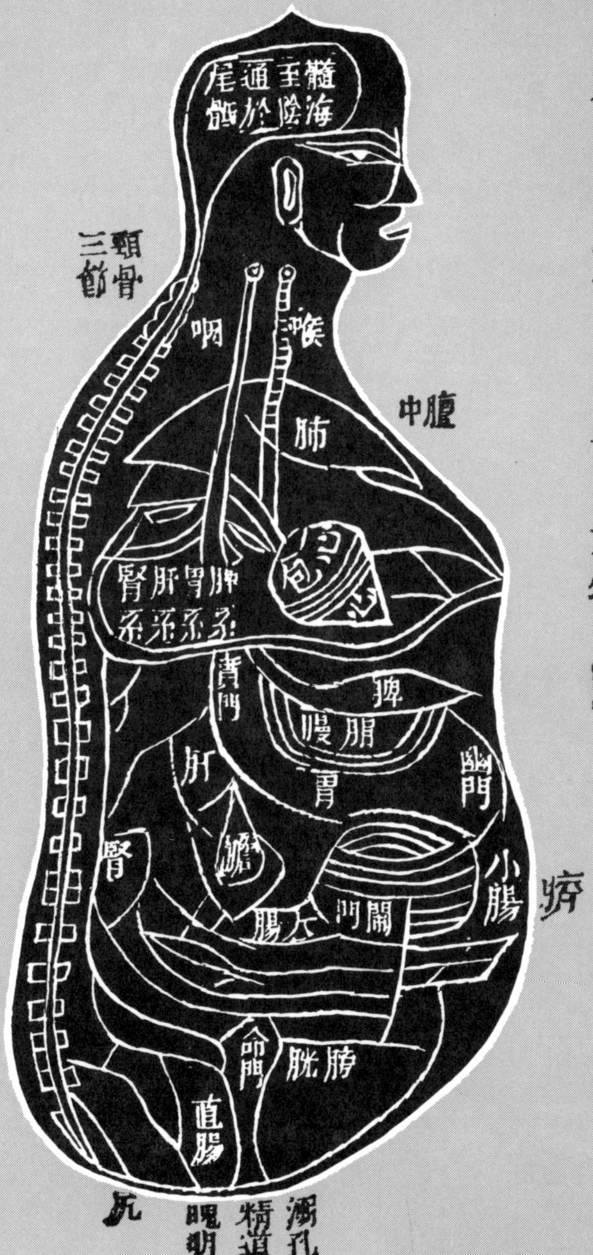

舊圖有精道循脊背過肛門且無
子宮命門之象皆誤也今改正之

尾通主髓
髓陰海

頸骨
三節

咽　喉

肺

中膲

腎肝胃脾
系系系系

賁門

脾
膈

胃
肝
膽

幽門

關門

小腸　臍

腎

命門　胱膀

直腸

尻　魄門　精道　溺孔

weise wundersamen Heilmethode degeneriert war, weil sie als Volksheilkunde medizinisch-wissenschaftlich nicht in genügendem Maß salonfähig war und der Osten Jahre hindurch zur Kolonie absank, wurde sie im Westen eingeführt. Dabei fehlten zahlreiche, für das genaue Verständnis der Akupunktur notwendige, jahrtausendealte Gesetze und anatomisch-physiologische Grundlagen. Sie sollten durch mystische Erklärungen sowie durch Anwendung von Nadeln mit wundersamen Eigenschaften, wie *tonisierendem* Gold und *sedierendem* Silber, ersetzt werden. Dabei war nicht einmal erklärt, was überhaupt tonisiert oder sediert werden sollte. Man sprach von *Fülle*, die sediert werden muß, und von *Leere*, die tonisiert werden muß, ohne daß die Fülle und Leere erklärt werden konnten. Man hatte gewisse Kenntnisse von den Chinesen übernommen, hatte bestimmte Gesetze zu verstehen versucht und sich dann irgendwie mit vagen Erklärungen durchgeschlagen. Man sprach von Inn und Yang, von Taoismus und *5-Elementen-Lehre*, ohne deren Gesetzmäßigkeiten zu verstehen. Man bediente sich ihrer mehr oder weniger als Kuriosum, das aus dem Altertum stammt. Dieses Buch soll die Überheblichkeit dieser westlichen Akupunkturlehre entthronen und die chinesische Nadelheilkunde darstellen.

Dieses Buch soll auch angehenden Akupunkturstudenten erste Einblicke erlauben, von Anfang an richtige Akupunktur zu studieren und nicht nach jahrelanger Praxis von neuem mit dem Akupunkturstudium beginnen zu müssen. Ich selbst begann vor elf Jahren, Akupunktur zu studieren. Dabei stieß ich auf verschiedene Lehrmeister in Frankreich und in Deutschland.. Jeder gab vor, in seinen Kursen über die eigentliche Akupunkturlehre zu unterrichten. Keiner konnte etwas Logisches übermitteln, so daß ich wie meine anderen Kollegen dazu verurteilt war, mir ständig einzureden, ich hätte eben nicht genügend Erfahrung, um meine Patienten zu behandeln. Wo ich mich auch hinwandte, mußte ich zahlreiche Punkte lernen, die wie ein Rezeptbuch anzuwenden waren. Jedermann sprach über den chinesischen Puls, ohne ihn aber erklären zu können. Ich verlor damit wertvolle Jahre und mußte tagelang an Kursen teilnehmen, in denen ich praktisch nichts lernte.

Auch meine zahlreichen Kontakte mit Chinesen brachten mich nicht viel weiter. Jede Erklärung versandete in einer gewissen Empirik und entbehrte jeglicher Logik. Ich blieb der chinesischen Akupunkturlehre trotzdem treu, da ich hinter all den ungenauen Erklärungen etwas Umfassenderes vermutete. Durch Zufall lernte ich Nguyen Van Nghi kennen. So konnte ich mich vor drei Jahren wieder hinsetzen und die gesamte Akupunktur von neuem erlernen. Diesmal war ich aber auf dem richtigen Weg und hatte einen Lehrmeister gefunden, der mir nicht unbestimmte Tatsachen ungenau und empirisch weitergab, sondern für jede Erscheinung eine gesetzmäßige, logische Erklärung fand. Es wurde mir damals klar, daß Gold- und Silbernadeln einer europäischen Mystik entsprachen und daß es nicht auf das Metall ankam, sondern auf das Verständnis der Akupunkturlehre. Seither bin ich von den Gold- und Silbernadeln abgekommen. Sie sind nur noch eine lustige Erinnerung an eine »mystische« Zeit meiner ärztlichen Tätigkeit.

Akupunktur oder Schulmedizin?

Die westliche Medizin sieht in einer Krankheit einen spezifischen Vorgang, der einen bestimmten Körperabschnitt erfaßt hat. Die Therapie des Arztes ist lokalisiert und weit entfernt von medizinischem Gesamtdenken.

Eine Erkrankung ist somit ein einmaliges dissoziiertes Phänomen. Dem entspricht die »wissenschaftliche Diagnose«. Die Behandlung soll den lokalen Normalzustand wieder herstellen. Sie ist unabhängig davon, ob der Organismus und seine höhere, innere Ordnung an der Krankheit beteiligt sind oder nicht. Wesentlich ist die momentane Genesung des Patienten. Dadurch entstehen zahlreiche Krankheiten auf unerklärliche Art, »aus dem Nichts«. Wie soll man eine Arthrose des Knies oder des Schultergelenks erklären? Warum leidet ein Mensch unter Blutarmut?

Nehmen wir als weiteres Beispiel plötzlich auftretende Gesichtsschmerzen (Trigeminusneuralgien). Diese werden darauf zurückgeführt, daß der Kiefernerv entzündet ist, Schmerzen auslöst und diese dem Gehirn übermittelt. Bei normalen Gebißzuständen (nach gründlicher zahnärztlicher Untersuchung) und bei Ausschluß aller anderen Erkrankungen im Bereich des Gesichts und des Kopfes (Tumor zum Beispiel) findet sich für diese Erkrankung keine gültige Erklärung. Die Behandlung besteht deshalb in einer ersten Phase in der Anwendung von Schmerztabletten.

Bringen diese keine Linderung, so werden zusätzlich Vitamine verabreicht, von denen man aus wissenschaftlichen Untersuchungen weiß, daß sie den Nervenstoffwechsel stimulieren. Nützt dieses ebenfalls nichts, so werden in der dritten Phase Cortison und seine Derivate, die entzündungshemmend wirken, angewendet. Tritt immer noch keine Linderung der Gesichtsschmerzen ein, so wird »mechanisch« vorgegangen, mit anderen Worten: chirurgisch. Man versucht zuerst, den Nerv mit Alkoholinjektionen abzutöten. Nützt dieses nichts, so versucht man, den Nerv abzuschneiden, damit er keine Schmerzgefühle mehr übermitteln kann. Ist dies immer noch nicht mit einer Heilung verbunden, sofern man in solchen Fällen von Heilung sprechen kann, so versucht man, die Nervenwurzeln des Gesichtsbereichs von den Nervenzentren der Hirnbasis aus abzuschneiden. Dauern die Schmerzen weiter an, so war die Medizin eben hilflos, und die ganze medizinische Spezialwissenschaft versagte. Dabei lag das Versagen bereits in der ersten Diagnose und in der ersten Behandlung.

Diese Darstellung ist schematisch und soll das Denkskelett der Schulmedizin enthüllen. Natürlich kennt die westliche Medizin in solchen Fällen noch andere Methoden, besonders im Bereich der Physiotherapie: Kurzwellen, Radar, elektrische Bestrahlungen, Röntgenstrahlen und Kompressen, Salben und Massagen.

Die chinesische Universalmedizin der Zukunft

Wie geht der Arzt in der traditionellen chinesischen Medizin bei einem Patienten mit Gesichtsschmerzen vor? Der Arzt stellt wie in der westlichen Medizin Schmerzen fest und lokalisiert sie in einer Gesichtshälfte. Die nächste Frage bezieht sich auf den Zusammenhang mit dem übrigen Körper und seiner Gesamtordnung. Bis zu dieser Stufe gleichen sich östliche und westliche Medizin. Die westliche Medizin findet einen entzündeten Nerv, der Schmerzimpulse zum Gehirn führt. Damit hat sie ihr diagnostisches Ziel erreicht. Die östliche Medizin vermeidet diese »anatomische Sackgasse«. Sie begnügt sich nicht mit der Feststellung, daß ein Nerv entzündet sei, also einem materiell faßbaren Ziel, sondern betrachtet die Krankheit als Störung im Energiebereich. In der energetischen Physiologie der traditionellen chinesischen Medizin hat man schon vor Jahrtausenden erkannt, daß es außer den Muskeln, den Sehnen, der Haut mit dem Unterhautgewebe, dem Knochen-, Lymph-, Gefäß- und Nervensystem andere, nicht materielle Einflußsphären gibt. Diese Einflußsphären unterliegen der Energie des Menschen.

Jeder Körperteil wird durch bestimmte, in genauen Bahnen verlaufende Energieflüsse versorgt. Solange genügend Energie in den Geweben fließt, haben wir einen Gleichgewichtszustand, und die Gewebe sind in einem gesunden Energiezustand. Beginnt der Energiefluß zu versiegen, so ist das Lebensgleichgewicht gestört, wir stehen vor einer Erkrankung. Im Fall der Gesichtsschmerzen ist der Krankheitsort – das Gesicht – eine bestimmte lokale Energiezone, der Körper des Patienten als Ganzes ist eine energetische Einheit, die Umwelt des Patienten schließlich, die Erde und das All, ein energetisches Universum. »Der Mensch schwimmt in Energie wie ein Fisch im Wasser«, sagen die Chinesen. Mehr noch: Die Nahrung, die der Patient zu sich nimmt, liefert ihm mehr oder weniger Energie, je nachdem wie reichhaltig und ausgeglichen sie ist und wie gut die Verdauung funktioniert. Des Patienten Nöte und Sorgen, Probleme und Wünsche verbrauchen mehr oder weniger Energie. Energie ist auch der kalte Wind, der seine Schmerzen verursacht hat und immer wieder erneuert. Energie senden die feuchten Fliesen, auf denen man sich eine Erkältung holt. Energetisch ist die Konstitution des Patienten zu verstehen: Es gibt Menschen mit viel Energie, andere mit wenig. Das ist – im großen ganzen – das energetische Gesamtverhältnis der Krankheit.

Wie gelangt der Akupunkteur von dieser globalen Einsicht zur spezifischen Nadelbehandlung? Wie läßt sich Energie therapeutisch beeinflussen? Zwei Grundsätze der Energetik werden ihn leiten:

1. In allen Lebewesen zirkuliert die Energie nach genau lokalisierbaren Strömungen in festgelegten Bahnen – *Meridiane* genannt.
2. Die Energie ist qualitativ und funktionell sehr genau differenziert. Es gibt eine ganze Energieskala.

Menschliche Energien: vererbte Energie, Nährenergie, Verteidigungs- und Schutzenergie, Atemenergie, psychische Energie;

Elementarenergien als irdische Energien: Holz, Metall, Wasser, Feuer, Erde;

Kosmische Energien: Wind, Hitze, Feuchtigkeit, Trockenheit, Kälte. Dies verdeutlicht den Unterschied zur Schulmedizin.

Akupunktur ist eine energetische, diätetische, psychosomatische, elementare und kosmische, das heißt umweltbezogene, Medizin.

Wie wirken sich diese Eigenschaften auf die Behandlung aus? Das wollen wir an

unserem Beispiel etwas ausführlicher beschreiben.

An der Energieversorgung der Wange
(Gesichtsschmerzen) ist ein Energiebah-
nenpaar – oder im medizinischen Sprachgebrauch ein Meridianpaar – beteiligt.
Dieses Meridianpaar führt von den Zeige-
fingern in die Wangen, und zwar so, daß
der linke Zeigefinger mit der rechten und
der rechte Zeigefinger mit der linken
Wange verbunden sind. Unter der Nase
kreuzen sich die beiden Meridiane dieses
symmetrischen Energiesystems. Von der
Wange führt das Meridianpaar über den
Bauch in den Fuß. Dieses Meridianpaar
zerfällt in zwei Abschnitte: in einen oberen (Zeigefinger – Wange), der mit dem
Dickdarm und seiner Energie verbunden
ist und Dickdarm-Meridian genannt
wird, und in einen unteren (Kopf – Fuß),
der mit dem Magen gekoppelt ist, den
Magen-Meridian. Beide Meridiane hängen funktionell zusammen und werden
mit dem Begriff *Yang Ming* bezeichnet.

Diese energetische Topographie ermöglicht einen ersten diagnostischen Schritt:
Die Dickdarm-Magen-Energetik – oder
Yang Ming genannt – muß gestört sein.
So mündet Energetik in Diätetik. Falsche
Nahrungswahl und schädliche Eßgewohnheiten müssen im Spiel sein. Diese
Übel sind wiederum verbunden mit psy-
chosozialen Problemen; denn die Verdauungsfunktionen sind abhängig von
dem Gemütszustand und den Lebensbe-

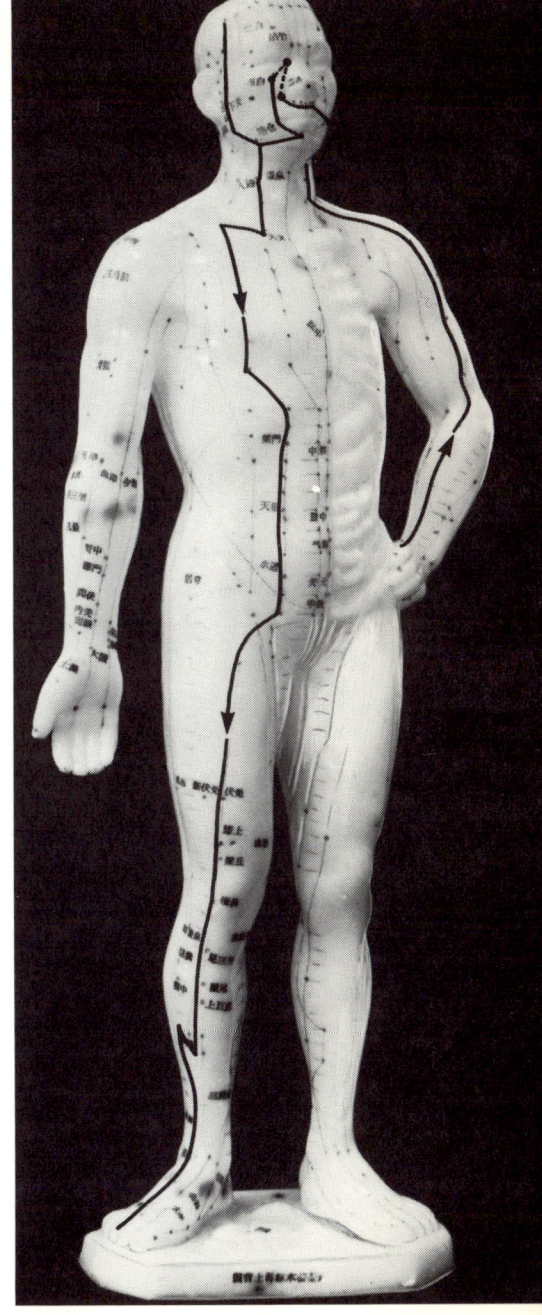

*Zu Lehrzwecken werden heute Meridian-
verläufe und Akupunkturpunkte auf Pla-
stikpuppen aufgezeichnet. Hier der Verlauf
des Yang Ming.*

dingungen. Aber auch von ökonomischen Faktoren: Hat der Patient genügend finanzielle Mittel, sich eine vollständige und abwechslungsreiche Nahrung zu verschaffen?

So ist der scheinbar oberflächliche, externe Schmerzzustand verbunden mit einer internen Energiestörung. Das heißt nicht, daß der innere Energiemangel die unmittelbare Ursache des Übels ist; er ist vielmehr die Voraussetzung der Erkrankung. Wenn die körperinnere Energie geschwächt ist, können kosmische Energien schädlich werden. Sie dringen im Übermaß in den Körper ein und stören dessen Energiegleichgewicht. Es genügt, daß unser – innerlich geschwächter – Patient einmal kurz im Durchzug gestanden hat, schon ist der kalte und feuchte Wind in sein Energiesystem eingedrungen.

Kommen wir zu unserer Energie zurück, welche über die zwei Yang-Ming-Meridiane die Wange versorgt. In der energetischen Physiologie der chinesischen Medizin wird eine Energie beschrieben, die den Körper nach außen hin abschirmt. Diese, den Körper verteidigende, Energie wird in der chinesischen Medizin *Wei-Energie* genannt. Sie durchströmt Haut-, Unterhautgewebe, Muskeln und Sehnen und schützt also den Organismus vor äußeren Erkrankungen. Wenn Gesichtsschmerzen auftreten, muß also der Arzt alle diese Faktoren erwägen und seine Diagnose entsprechend stellen. Sehr oft handelt es sich bei einer solchen Erkrankung um ein Gemisch der verschiedenen Faktoren.

So wird ein anderer Unterschied zur Schulmedizin deutlich: Während diese körperexterne, chemische oder chirurgische Mittel verwendet, mobilisiert die Akupunktur körpereigene Energiereserven. Durch Stechen bestimmter Energiesammelpunkte führt der Akupunkteur starke Energie aus gesunden Körperzonen in die erkrankte Gegend. Und diese gesunde Energie neutralisiert die eingedrungene kosmische Energie. Ein konstitutionell etwas schwächlicher Patient wird in seinem Berufsleben und in seinem Familienleben vielfach überfordert. Er ist durch negative psychische Einflüsse ständig Schwächungen gewisser Energiebezirke unterworfen. Für die meisten Menschen der westlichen Welt bedingt die ausgesprochen materialistische Tendenz im heutigen Wohlfahrtsstaat ständige Angst und Sorge. Die Geldentwertung, der Konkurrenzkampf und das Stadtleben schwächen unsere Patienten. Dazu kommt noch, daß sie kein offenes, freies, gefühlsbetontes Familienleben mehr haben und praktisch nie zu einer tiefen inneren Entspannung kommen. Alle diese Faktoren schwächen die verschiedenen Energien des Patienten im allgemeinen. Doch Nadeln allein genügt nicht! Werden die diätetischen und psychosomatischen Aspekte der Akupunktur außer acht gelassen, so kann man tausend Nadeln stecken, die Krankheitsvoraussetzung – der Gesamtenergiemangel – wird nicht behoben. Das besondere Übel wird vielleicht gelindert, neue Erkrankungen werden hingegen immer wieder eintreten. Akupunktur ist kein Wundermittel – sie verlangt die Mithilfe des Patienten und der Gesellschaft.

Diätetik, eine Stütze der Akupunktur

Die moderne Ernährung besteht praktisch nur aus toten Substanzen. Sämtliche Nährstoffe werden industriell derart verfeinert und verändert, daß sie die Verdauungsfunktionen stören, den Energiebedarf des Körpers aber bei weitem nicht mehr decken. Die überraffinierten Mehlspeisen enthalten fast nur noch Kalorien. Die so notwendigen Vitamine und Spurenelemente (Kobalt, Nickel, Kupfer, Magnesium, Zink) sind fälschlicherweise ausgeschieden worden. Künstlich zugefügte Vitamine sind ein ungenügender Ersatz. In unnatürlicher Zusammensetzung können sie ihre natürlichen Funktionen nicht erfüllen. Die Fleischspeisen sind geradezu in einer degenerativen Phase. Das Schlachtvieh wird immer rascher gezüchtet, indem Antibiotika dem Futter zugeführt werden. Der Nährwert nimmt ab, und zudem wird die Gesundheit des Konsumenten durch solche Verfahren erheblich gefährdet. Gemüse und Obst werden mit Kunstdünger, Insektiziden, Pestiziden und Konservierungsmitteln behandelt. Oft werden sie unreif geerntet und künstlich gefärbt.

Mit unserem Patienten werden wir ernsthaft über diese Fragen sprechen. Wir werden ihm biologisch-dynamische Nahrung verschreiben, das heißt, unter natürlichen Bedingungen gezüchtete Gemüse und Früchte und Getreidesorten, Fleisch von gesund ernährtem Schlachtvieh (falls solches noch existiert), in einem Wort: Nahrung in natürlicher Mischung. Denn kein Chemiker kann die Natur in ihrem Abwechslungsreichtum nachahmen. Jede Korngattung, zum Beispiel, hat ihre eigene Mischung von Nährstoffen. Wird diese durch Fabrikationsprozesse beeinträchtigt, so entstehen falsche, das heißt nutzlose oder gar schädliche, chemische Bindungen für den Verdauungsprozeß.

Sprechen wir von Diätetik, so denken wir keinesfalls an die klassische Diät mit ihren faden Schleimsüppchen – diese Vorstellungen sind längst überholt und gehören einer analytisch-positivistischen Nahrungsauffassung an. Nicht nur sogenannte Grundsubstanzen wie Eiweiß braucht der Mensch. Nein, auch Gewürze, Hülsen – scheinbar Unverdauliches – und besonders Vitamine und Spurenelemente. Zudem braucht gesundes Essen keineswegs langweilig und unschmackhaft zu sein, wie die leicht masochistischen Abmagerungsprogramme es vorschreiben. Der Patient soll mit Freude

essen. Das ist ein wichtiger Punkt, den die traditionelle Diät allzuoft vergißt, denn Eßgewohnheiten beeinflussen die Verdauung wesentlich. Auch darüber werden wir mit dem Patienten sprechen. In vielen Zivilisationen ist die Mahlzeit ein Ritual. Der Essende versetzt sich durch Zeremoniell oder Gebet in einen Ruhezustand. In unserer Gesellschaft wird das Essen immer mehr zur bloßen Notwendigkeit. Es gibt Büromahlzeiten und Fernsehsnacks. Zeitunglesen, Rundfunkhören, Berufsbesprechungen lenken von der Nahrungsaufnahme ab. Es wird ungenügend gekaut und bespeichelt. Der Magen wird überlastet. Sprechen wir gar nicht erst von der allgemeinen Spannung und Hast, in der gegessen wird. Das führt uns unmittelbar zu psychosomatischen und sozialmedizinischen Überlegungen.

Akupunktur – eine präventive Medizin

Was die Anwendung der Akupunktur beim heutigen Ärztemangel erschwert, ist der psychosoziale Aspekt dieser Therapie: Der Akupunkteur muß seinen Patienten in seiner Umwelt verstehen und behandeln. Ich habe zum Beispiel eine Patientin, die, ob Sommer oder Winter, bei Regen oder Sonnenschein stets schwarze Kleider trägt, was ihre innere Einstellung zum Leben unterstreicht. Immer wieder muß ich auf diese Einstellung zurückkommen, ihr immer wieder deutlich machen, daß diese Gewohnheit ein Hindernis sei auf ihrem Genesungsweg. Solche Details sind aber nur Aspekte komplizierter Zusammenhänge. Ein unbefriedigendes Gefühlsleben, ununterbrochene Spannungen im Familienleben und verworrene ökonomische Verhältnisse sind neben konkreten Mißständen in Beruf und Wohnverhältnissen geläufige Krankheitsvoraussetzungen. Die immer noch zunehmende Arbeitsteilung, die gelenkten Bedürfnisse in der Verbrauchergesellschaft trennen die Menschen voneinander und von sich selbst. Das mögen Banalitäten sein – der Akupunkteur ist in der täglichen Praxis mit ihnen konfrontiert. Eine andere Banalität ist die Umwelt- und Luftverschmutzung, die Entfernung des Menschen von der Natur, die daraus entstandene chronische und bald epidemiehaft sich verbreitende Müdigkeit.

Zwischen den tausend Nadelstichen pro Woche hat der Akupunkteur keine Zeit, sozialpolitisch tätig zu sein. Die Therapie verlangt aber, daß er wenigstens im Bereich des individuellen Patienten psycho- und sozialtherapeutisch eingreift, diesen Patienten von seinem Autofanatismus abbringt, jener Patientin hilft, sich aus einer Konfliktsituation zu lösen, eine andere von ihrer Putzwut befreit und einen weiteren Patienten dazu auffordert, sein eigenes Leben zu leben und sich nicht ständig über seine Nachbarn zu ärgern. Tiefgreifende Änderungen in der Lebensführung sind oft Bedingungen zum Gelingen einer Akupunkturbehandlung. Diese können verbunden sein mit finanziellen, beruflichen und sozialen Verzichten. Der Patient muß verstehen – und verstehen wollen –, daß Gesundheit wichtiger ist als Sozialprestige, Entspannung und Ruhe wichtiger als Einkommenssteigerung. Nur dank dieser Mithilfe und in diesem Rahmen hat die spezifische Nadeltherapie einen bleibenden Erfolg.

Welche Medizin?

Wir können die Frage: »Akupunktur oder Schulmedizin?« jetzt beantworten. Eine Opposition besteht dort, wo die Schulmedizin sich mit einem analytischen, zusammenhanglosen Krankheitsverständnis begnügt und bei einer rein symptomatischen und chemischen Therapie bleibt. Eine Synthese ist dort möglich,

wo die westliche Medizin psychosomatisch, energetisch, sozial und umweltgerecht denkt, den kranken Menschen als ein Ganzes auffaßt und eine ätiologische (ursachenbezogene) Behandlung anstrebt.

Besonders die chinesischen und nordvietnamesischen Ärzte bestehen immer wieder auf einer engen Zusammenarbeit zwischen West und Ost auf dem Gebiet der Medizin – ganz im Sinn von Mao Tsetungs Forderung »nach der chinesischen und der westlichen Medizin zu behandeln«. Besonders erfreulich ist heute die Zusammenarbeit zwischen Chirurgen und Akupunktur-Anästhesisten. So vereinigen zwei Zivilisationen ihre Errungenschaften. In China ist Maos Grundgedanke tatsächlich derart realisiert, daß beide Medizinen gemeinsam praktiziert werden, wobei sich die Ärzte je nach Fall und Umstand der einen oder der anderen Methode bedienen oder sogar beide kombinieren.

In China lernen bereits Kinder akupunktieren. Aufnahme während eines praktischen Kursus für Akupunktur im Kinderpalast in Schanghai.

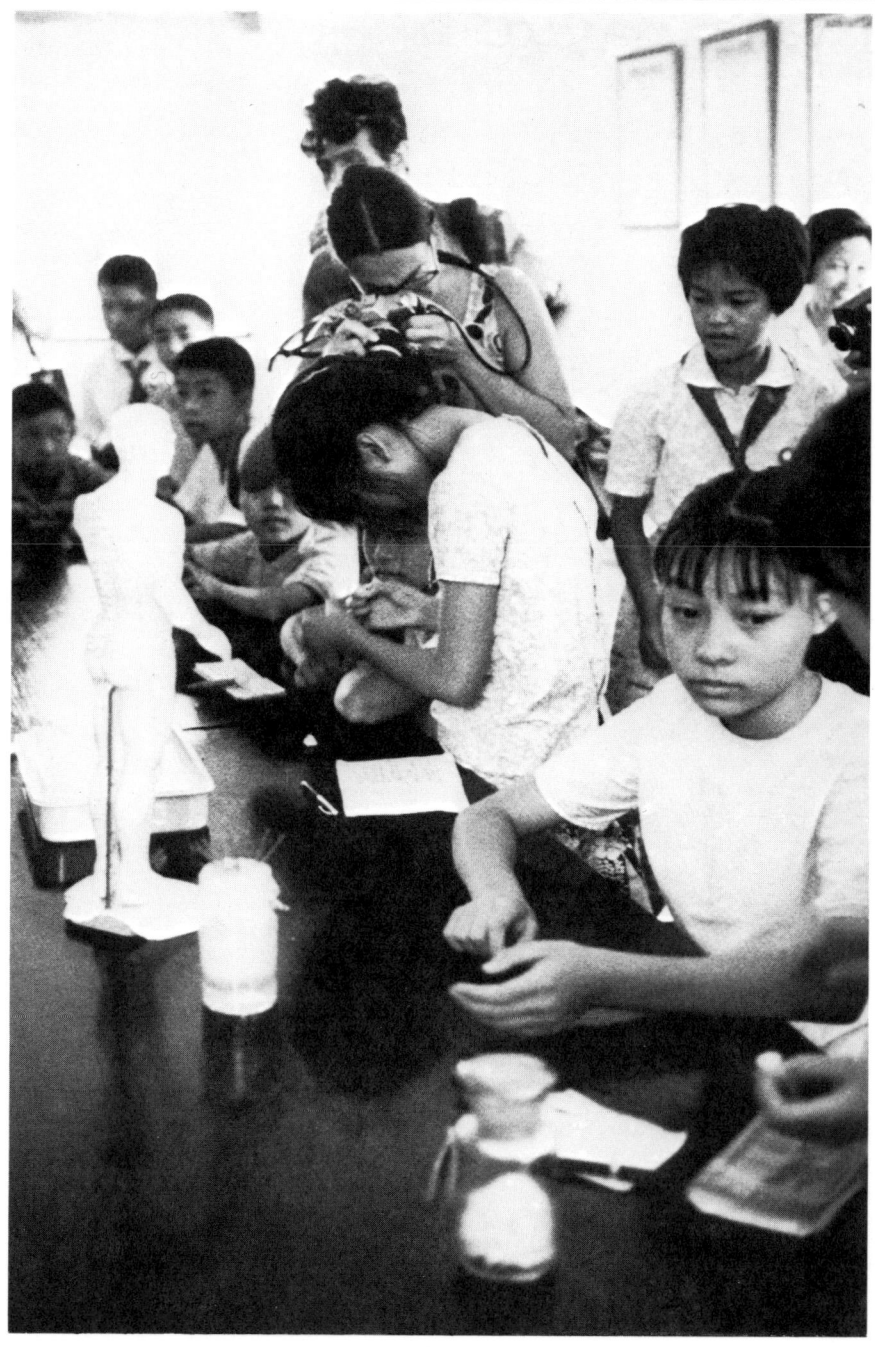

Inn und Yang

Der Mensch steht zwischen Himmel und Erde. Mit diesem Satz beschreiben die Chinesen die Beziehungen zwischen Mensch, Himmel und Erde. Auf diesem energetisch-kosmologischen Denken der altchinesischen Medizin beruht die Akupunkturpraxis. Die Schöpfung kann als eine langsame, allmähliche Umwandlung der Naturgegebenheiten betrachtet werden. Unter kosmischen Einflüssen entwickelten sich aus den ersten Aminosäuren die ersten lebenden Protein-Ketten. Damit wurde die Erde unter kosmischem Einfluß belebt. Es entstanden eine Mikroflora (Pilze und Bakterien), daraus das Pflanzenreich und zuletzt das Tierreich. Auf einer der letzten Entwicklungsstufen stand der Mensch. Jede Entwicklungsstufe war dem Wechselspiel zwischen kosmischer Energie und Erdmaterie ausgesetzt. Jedes Lebewesen enthält also die gesamten Vorgänge in sich, die zu seiner eigenen Entstehung geführt haben. Ein Moosgewächs, das an Feuchtigkeit gebunden ist, bildet eine Nachkommenschaft, die ebenfalls an Feuchtigkeit gebunden ist. Durch äußeren Einfluß, zum Beispiel eines trockenen Felsens, kann sich die Nachkommenschaft allmählich so umwandeln, daß sie auf trockenem Felsen wachsen kann. Diese Nachkommenschaft nimmt in ihr Strukturbild die Eigenschaft, auf trockenem Felsen zu wachsen, auf und bildet wiederum neue Moospflanzen, die auf trockenem Fels

wachsen. Überall, wo Leben ist, sind Energien im Spiel. Energie strömt aus dem Kosmos auf die Erde und bringt die leblose Materie zum Leben. Leben ist also leblose Materie, die durch Energie in Bewegung gesetzt ist. Die lebende Materie bringt wiederum Energie hervor, welche auf die Materie wirkt und sie in Bewegung hält. Dies wird besonders im Frühjahr deutlich, wenn die Samen und Pflanzen zu sprossen beginnen. Durch die plötzliche kosmische Veränderung (Licht- und Wärmezunahme, Feuchtigkeit) beginnt die Natur, aus ihrem Winterschlaf aufzuwachen.

Dieses Energiespiel zwischen Kosmos und Erde wirkt auch im menschlichen Organismus. Das Erkennen dieses Zusammenspiels ist Grundlage der traditionellen chinesischen energetischen Physiologie. Ein gestörtes Zusammenspiel erzeugt Krankheit. Diese Weltauffassung kennt drei Hauptmerkmale. Sie ist: polaritätsbestimmt und dualistisch (Inn und Yang); zyklisch (Tag und Nacht, Jahreszeiten, Energiekreislauf im Menschen); systematisch (Entsprechungen zwischen Mensch und Kosmos, Elementen, Organen, Farben, Temperamenten).

Wesentlich für die Ausübung der Medizin sind die zahlreichen Entsprechungen zwischen Makrokosmos und Mikrokosmos, zwischen Weltall, Erde und Mensch. Was für die Natur gilt, gilt auch für den Menschen. Das energetische Wechselspiel zwischen Himmel (Yang) und Erde (Inn) findet sich wieder im Energiezyklus zwischen Kopf (Yang) und Füßen (Inn), zwischen Körperinnerem (Inn) und Körperoberfläche (Yang), zwischen Rücken (Yang) und Körpervorderseite (Inn), zwischen den Gliedern (Yang) und dem Rumpf (Inn).

Das Gesetz von Inn und Yang

Das Inn entspricht der Erde und das Yang dem Himmel. Damit haben wir die Hauptstruktur der chinesischen Physiologie. Das Yang belebt das Inn, bringt es in Bewegung. Das Inn bringt das Yang hervor.

Es besteht ein Kreislauf zwischen Inn und Yang: Das Yang belebt das Inn und versetzt es dadurch in Bewegung, während das lebende Inn Yang hervorbringt und damit sein eigenes Leben ermöglicht. Trennen sich beide, so steigt das Yang wieder zum Himmel, und das Inn materialisiert sich zu toter Substanz. Man kann vielleicht einen Vergleich zum Wasser ziehen. Es bleibt flüssig, solange es ein Minimum an Energie (Yang) enthält. Entzieht man dem Wasser Wärme, so erstarrt es zu Eis. Damit wird der Kreislauf von Inn und Yang unterbrochen und kann nur wieder geschlossen werden, wenn Wärme auf das Eis einwirkt und dadurch das erstarrte Inn wieder in Bewegung bringt.

Die chinesischen Mediziner unterscheiden zwischen *Speicherorganen* (Inn) und *Hohlorganen* (Yang):

Die Speicherorgane – Lungen, Milz, Bauchspeicheldrüse, Herz, Nieren, Kreislauf (Herzbeutelfunktion) und Leber – konservieren die Energie im Innern des Körpers.

Die Hohlorgane – Dickdarm, Magen Dünndarm, Blase, *Drei Erwärmer* (energetische Verdauungsfunktion) und Gallenblase – sind aktiv arbeitende Organe, die mit der Außenwelt in Verbindung stehen und Energie produzieren.

Jedes Organ, ob Hohlorgan oder Speicherorgan, sendet eine eigene Energieströmung (Meridian) aus. Die Meridiane beliefern den Körper bis in die oberflächlichsten Zonen mit Energie. In bezug auf Inn und Yang unterliegen diese Strömungen zwei verschiedenen Klassifikationen: Ein Meridian ist Inn oder Yang, je nachdem ob er einem Hohlorgan (Yang) oder einem Speicherorgan (Inn) angehört. Global gesehen ist das Meridiansystem oberflächlicher, externer als das Organsystem. Deshalb sind die Meridiane Yang im Gegensatz zu den Organen (Inn).

Das führt uns zu einer weiteren Feststellung in der altchinesischen Polaritätslehre. Inn und Yang sind nie absolut, sondern immer relativ zu verstehen. Auf jeder Stufe befindet sich beides, sowohl Inn wie Yang. Beides ist notwendig zur Erhaltung des Lebens. Enthielte das Eis (Inn) kein Yang (Möglichkeit der Auflösung), so würde sich ewiger Winter auf der Erde ausbreiten, kein neues Leben könnte mehr entstehen. Je nach Perspektive ändert sich das Verhältnis von Inn und Yang. In einem größeren Zusammenhang kann ein Körperteil, der Rumpf zum Beispiel, Inn sein, in einem engeren Blickwinkel aber seinerseits in Yang (Rücken) und Inn (Bauch und Thorax) zerfallen. So fließen auf dem Bauch Yang- und Inn-Meridiane. Inn und Yang bedeuten Komplementarität bei gleichzeitigem Gegensatz, Wechselspiel bei gleichzeitigem Kontrast, Austausch bei gleichzeitiger Opposition. In diesem Sinn sagen die Chinesen: die linke Körperseite ist Yang, die rechte Inn, die ungeraden Zahlen sind Yang, die geraden Inn, der Mann ist Yang, die Frau ist Inn. Yang ist der energetische, aktive, Inn der materielle, passive, konservierende Pol.

Die 5-Elementen-Lehre

Neben der Inn-Yang-Polarität kennt die altchinesische Energetik ein ganzes System von Entsprechungen oder Korrespondenzen. Genau bestimmt werden die Verhältnisse zwischen Elementen, Energien, Affekten, Organen, Körperteilen, Jahreszeiten. Zusammen mit Inn und Yang bildet die 5-Elementen-Lehre eine der Grundlagen der Akupunktur. Diese Elementenlehre bestimmt einerseits die jedem der fünf Elemente zugehörenden Anteile, andererseits die Beziehungen zwischen den einzelnen Organen. Die chinesische Energetik kennt fünf Elemente: Holz, Feuer, Erde, Metall und Wasser. Jedes Element beeinflußt die anderen und wird von den anderen beeinflußt. Und jedes Element hat seine energetische Eigenart. Das Holz, zum Beispiel, ist das Element des Frühlings, der Geburt. Zu ihm gehört der Wind. Ihm entsprechen das Hohlorgan Gallenblase (Yang) und das Speicherorgan Leber (Inn). Unter den Sinnesorganen werden ihm die Augen zugeordnet, unter den Körpergeweben die Muskulatur. Der ihm entsprechende Gemütszustand ist die Wut.

In der Energetik entscheiden nicht die materiellen Qualitäten der Elemente, sondern ihre energetischen Eigenschaften. Den Elementen entsprechen auch die Farben und Töne der chinesischen Tonskala. Jede Farbe, jede Tonhöhe hat ihre bestimmte Wellenlänge. Gelb und Schwarz geben Grün. Gibt man viel Schwarz dazu, entsteht wieder Schwarz. Gibt man viel Gelb dazu, entsteht wieder Gelb. Als Wellen, Ausstrahlungen sind auch Holz, Feuer, Erde, Metall und Wasser zu verstehen, als Wellenbeeinflussung die Verhältnisse zwischen den Elementen.

Die chinesische Energetik unterscheidet zwischen zwei physiologischen Beziehungsarten: Produktion oder Stimulierung, Hemmung oder Zerstörung. Unter schweren pathologischen Störungen kann sogar ein Übergriff oder eine Verachtung zwischen den Elementen entstehen.

Jedes Element stimuliert ein anderes, und zwar nach folgendem Zyklus: Holz – Feuer – Erde – Metall – Wasser – Holz . . . Nehmen wir ein Beispiel aus der klinischen Praxis: Es gibt Leberleiden, die von Energieüberschuß in der Leber herrühren. Die Leber entspricht dem Element Holz. Holz unterhält das Feuer. Wenn zuviel Holz vorhanden ist, kann sich das Feuer ungehindert ausbreiten. Das Feuer entspricht dem Herzen. Bezeichnenderweise ist die Leberkrankheit oft mit Hitzeempfinden, schnellem Puls und Herzbeklemmungsgefühl verbunden. Jedes Element hemmt ein anderes, und das nach dem Zyklus: Holz – Erde – Wasser – Feuer – Metall – Holz . . . Bei Fülle an Herzenergie (Feuer) kann das Feuer-Element das Metall (Lunge) insofern hemmen, als der Patient unter Kurzatmigkeit und unter Traurigkeit leidet. Von Gesundheit sprechen wir, wenn beide Vorgänge ausgewogen sind. Ist bei Fülle oder Leere eines Elementes das physiologische Gleichgewicht zu sehr in Frage gestellt, dann entstehen krankheitserregende (pathogene) Verhältnisse. Der Zyklus kippt um. Das erkrankte Element kann sich gegen sein eigenes Kontrollelement auflehnen und es verachten; es kann aber auch auf das Element, das es hemmen sollte, übergreifen.

Das Gesetz der Fünf Elemente. Jedes Element stimuliert ein anderes, und zwar in dem Zyklus Holz – Feuer – Erde – Metall – Wasser – Holz . . .

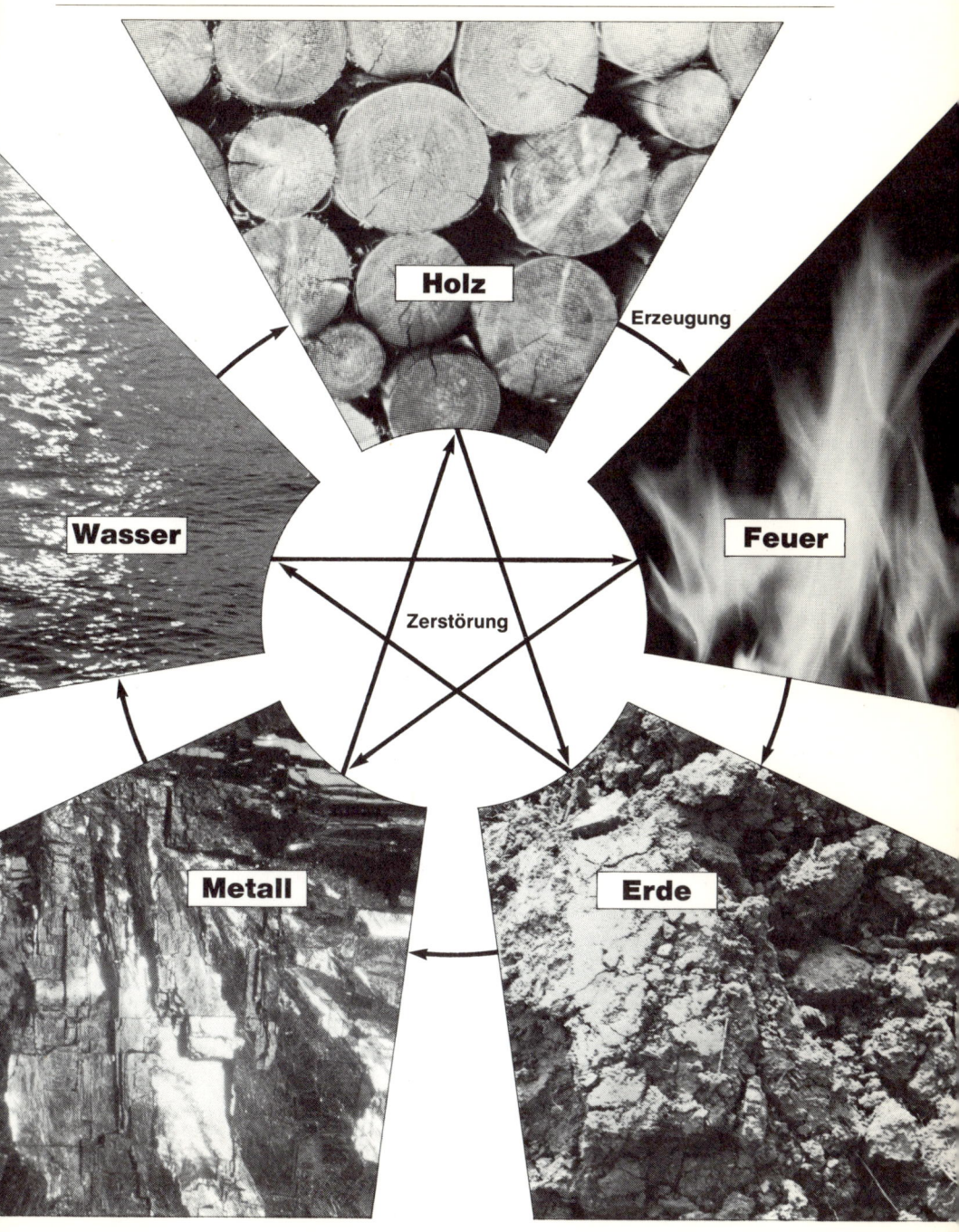

Natur und Kosmos

Elemente	Holz	Feuer	Erde	Metall	Wasser
Geschmack	sauer	bitter	süß	pikant	salzig
Farben und Gesichtsfarben	grün	rot	gelb	weiß	schwarz
Energien	Wind	Wärme	Feuchtig-keit	Trocken-heit	Kälte
Evolution	Geburt	Wachstum	Trans-formation	Verfall	Stagnation Tod
Jahreszeiten	Früh-jahr	Sommer	Spät-sommer	Herbst	Winter

Mensch

Organe	Leber	Herz	Milz	Lungen	Nieren
Hohlorgane	Gallen-blase	Dünndarm	Magen	Dickdarm	Blase
Sinne	Augen	Zunge	Mund	Nase	Ohren
Körperschichten	Musku-latur	Gefäße	Fleisch	Haut und Haare	Knochen
Gefühle	Wut	Freude	Sorgen	Traurig-keit	Angst

Tabelle der Fünf Elemente.
Verhältnisse zwischen den kosmischen, anatomischen, physiologischen, psychischen Vorgängen und den Fünf Elementen.

Asthma, zum Beispiel, kann aus energetischer Lungenfülle entstehen, elementar ausgedrückt, aus energetischer Metallfülle. Normalerweise wird das Metall vom Feuer überwacht. Das übervolle, selbstherrliche Metall verachtet aber die Kontrollinstanz Feuer. Dieses wird auf sich selbst zurückgewiesen, und so treten Herzbeschwerden auf – eine häufige Folgeerscheinung von Asthma! Die elementaren Relationen gelten nicht nur für die Organe, sondern auch für Farben, Töne, Geschmacksempfindungen, Gemütszustände, für die kosmischen Energien und so weiter.

Die klassische Elemententabelle verdeutlicht diese Entsprechungen:
Das erste Element, das dem Frühjahr entspricht, ist das Holz. Sein Inn- oder Speicherorgan ist die Leber und sein Yang- oder Arbeitsorgan die Gallenblase.
Das zweite Element ist das Feuer. Es entspricht dem Sommer. Beim Feuer gibt es zwei verschiedene homologe Meridianpaare, und zwar einerseits das »Kaiserliche Feuer« mit dem Herz als Speicherorgan und dem Dünndarm als Hohlorgan. Als zweites das »Ministerielle Feuer« oder »Sekundäre Feuer« mit dem Kreislauf als Speicherorgan und den Drei Erwärmern als Arbeits- oder Hohlorgan.
Die Erde entspricht dem Spätsommer. Ihr Speicherorgan ist die Milz und ihr Hohlorgan der Magen. Bezogen auf das Yang-

und Inn-Gesetz bilden beide Feuchtigkeit, und zwar so, daß die Feuchtigkeit des Magens warm ist, während diejenige der Milz kühl ist. Fehlt einer der beiden Faktoren, zum Beispiel die Kühle der Milz, dann wird die Verdauung zu warm, zu sehr Yang, und man hat Magenbrennen. Diese Erkrankung kann bis zum Magengeschwür führen und muß entsprechend über eine Stärkung der Milz, das heißt der kühlen Feuchtigkeit, bei gleichzeitiger Schwächung der warmen Magenenergie behandelt werden.

Das Metall ist das Element des Herbstes. Ihm entspricht als Inn-Organ die Lunge und als Yang-Organ der Dickdarm.

Das Wasser-Element entspricht dem Winter. Als Inn-Organ wirkt die Niere und als Yang-Organ die Blase.

Damit haben wir sechs homologe Organe und damit auch sechs homologe Meridiane, wobei ein jedes dieser homologen Paare einen entsprechenden Partner hat, der Yang beziehungsweise Inn ist.

In der Ätiologie (Lehre der Krankheitsursachen) und folglich in der Therapie spielen diese Verhältnisse eine wichtige Rolle. Der Akupunkteur muß wissen, welche Energie gestört ist und welche Körperteile und Organe dadurch gefährdet werden. In der Pathologie (Krankheitslehre) werden wir auf diese Beziehungen zurückkommen.

Energie und Materie

Bis jetzt haben wir von kosmischen Energien und Elementar-Energien gesprochen. Diese wirken ständig auf die körpereigene Energie des Menschen ein und können bei organischer Energieschwäche Krankheiten auslösen. Besonders komplex ist dieses energetische Wechselspiel deswegen, weil die menschliche Energie selbst schon sehr differenziert ist. Je nach Ursprung, Qualität und Funktion unterscheiden die chinesischen Ärzte: Erb-, Nähr-, Schutz- und Atemenergie, Essentielle und Geistesenergie.

Die Grundenergie des Menschen ist die Erbenergie. Diese kann nicht vermehrt, nur erhalten werden. Versiegen der Erbenergie bedeutet Tod.

Die Nährenergie (chinesisch *Yong*) entsteht aus der Umwandlung der Nahrungssubstanzen in Energie. Gebildet wird sie an einer Energiestelle des Magens, Drei Erwärmer genannt. Schon in der altchinesischen Literatur ist dieser Verdauungsreaktor erwähnt. Die Nährenergie zirkuliert in den Hauptenergieströmen oder Hauptmeridianen.

Als Abschirmung des Körpers nach außen funktioniert die Schutzenergie (chinesisch *Wei*). Auch diese wird an den Drei Erwärmern gebildet, strömt aber vorwiegend in den oberflächlichen Nebenmeridianen und außerhalb der Meridiane, was ihrer Rolle entspricht. Im Gegensatz zur Nährenergie (Inn) ist die Schutzenergie (Yang).

Die Nährenergie als Produkt der Erde verbindet sich in den Lungen mit der Atemenergie. Das so entstandene Gemisch durchströmt das ganze Körperinnere. Abhängig von der Nährenergie ist die psychische Energie. Je nach Element bildet sie eine besondere Energieart, zum Beispiel das Herz die mentale oder Geistesenergie und die Nieren die Willensenergie.

Die Schutzenergie fließt tagsüber an der Körperoberfläche (Yang-Gebiet) und nachts vorwiegend im Körperinnern (Inn-Gebiet). Sie schützt den Körper, umfaßt Wärmeregulation, Schweißbildung und Infektionsabwehr. Bei einer frischen Erkältung, bei der nach Ansicht der traditionellen chinesischen Medizin kalte Windenergie in die Körperoberfläche eingedrungen ist, bekämpft die Abwehrenergie die eingedrungene kalte Windenergie und bewirkt dadurch Fieber. Durch diesen Tages-Nacht-Rhythmus öffnen sich die Augenlider morgens, wenn die Abwehrenergie in das Yang-Gebiet des Kopfes fließt, und schließen sich nachts, wenn die Abwehrenergie in die Tiefe dringt. Bei diesem Fluß von innen nach außen und von außen nach innen kann die Abwehrenergie unter gewissen Umständen auf ihrem Weg kalte Windenergie oder andere Störenergien treffen und rhythmische Symptome verursachen wie zum Beispiel Kopfschmerzen, Fieber, Schwindel und Ohrensausen. Es ist deshalb falsch, diese Art von Fieber durch Mittel zu unterdrücken; denn so wird die Schutzenergie geschwächt, und die kosmische Energie kann weiter ins Innere des Körpers dringen und dort schwere Krankheiten auslösen. Die Wei-Energie muß von der Nährenergie immer unterstützt werden – daß die Krankheitsanfälligkeit bei mangelhafter Ernährung zunimmt, ist bekannt.

Die Wei-Energie ist eine Yang-Energie und bewirkt die Hautspannung. Die Yong-Energie ist Inn und durchströmt das Blut und die Organe. Bei Mangel an Nährenergie ersterben die nicht durchflossenen Gebiete; Degenerationserscheinungen wie Herzinfarkt, Leberzirrhose und Tumoren können die Folge sein.

Zwischen Wei und Yong, Schutz und Ernährung, besteht eine ständige Inn-Yang-Wechselwirkung. Das Inn produziert das Yang, während das Yang das Inn aktiviert. Bei Schwäche der Nährenergie kann die Schutzenergie ihre Funktion nicht mehr ausüben. Anstatt ins Innere zu strömen und aktivierend zu wirken, bleibt sie an der Oberfläche zurück. Die Nährenergie wird dadurch noch schwächer. Der Yong-Energie geht es wie ausgetrockneter Erde im Sommer. Wenn endlich Regen kommt (Wei), dann rieselt er über die harte Erdkruste hinweg oder sickert rasch in die Tiefe, ohne zu befeuchten und zu beleben.

So erklärt die chinesische Energetik viele allgemeine Krankheiten. Prinzipiell ausgedrückt: Das Yang kann das schwache Inn nicht mehr aktivieren. Seiner Funktion beraubt, bewegt es sich nutzlos in den oberen und äußeren Zonen des Körpers. Die harmonische Polarität des Organismus ist gestört, es entstehen Krankheiten wie:

Schlaflosigkeit (Unmöglichkeit die Augen zu schließen wegen übermäßiger Energiefülle),

rotes Gesicht (zuviel Yang-Energie in der Kopfgegend),

zu hoher Blutdruck, manchmal zu niedriger Blutdruck bei gutem Aussehen,

Müdigkeit (aus Mangel an Yong- oder Nährenergie),

Depressionen (Angriff auf die Lungenenergie, was nach der chinesischen Entsprechungslehre zu Traurigkeit führt),

Kopfschmerzen (Ansammlung von Wei-Energie in der Kopfgegend),

Schilddrüsenerkrankungen,

Hitzegefühl in den Beinen (die warme Yang-Energie kann in den Füßen nicht mehr in die Inn-Meridiane eindringen, die zu schwach, das heißt nicht mehr energieaufnahmefähig sind, und sammelt sich in den Beinen an).

Die Yang- und die Inn-Energie

Im Prinzip handelt es sich hier nur um eine andere Benennung der Wei-Energie (Abwehrenergie) und der Yong-Energie (Nährenergie). Durch die Lokalisation der Wei-Energie an der Körperoberfläche und durch das Fließen der Yong-Energie in den Meridianen und in der Tiefe wurden diese beiden Energien im allgemeinen Sprachgebrauch als Yang- beziehungsweise Inn-Energien aufgefaßt. Das Inn, das die Tiefe darstellt, entspricht in diesem Sinn der Yong-Energie und das Yang, das der Oberfläche entspricht, der

Abwehrenergie. Man muß sich beide Energien so vorstellen, daß in ein und demselben Meridian Ströme von verschiedenen Frequenzen fließen. Der eine Strom (Inn) fließt nur bis zum Ende des Meridians, während der andere bis an die Oberfläche gelangt (Wei-Energie oder Yang-Energie). Wei(Yang)- und Yong-(Inn)-Energie werden beide an den Drei Erwärmern gebildet.

Das Hohlorgan der Drei Erwärmer

Nach der traditionellen chinesischen Akupunkturlehre sind die Drei Erwärmer ein Hohlorgan, das seinen Sitz am Magen hat. Man spricht vom Oberen, Unteren und Mittleren Erwärmer. Der Obere Erwärmer liegt am Mageneingang, der Mittlere in der Magenmitte und der Untere Erwärmer am Magenausgang. Jeder der Drei Erwärmer entspricht einer klassischen Stelle, an der Magengeschwüre auftreten.
Wie stellt der Organismus seine Energie her? Die Nahrung, die in den Magen kommt, wird unter Einfluß des Mittleren Erwärmers teilweise in Energie umgewandelt. Dabei entstehen zwei unterschiedliche Hauptprodukte: Das eine ist eine leichte und reine Energie, die nach oben steigt, das heißt zum Oberen Erwärmer. Das zweite Produkt ist eine unreine und flüssige Energie, die vom Mittleren zum Unteren Erwärmer fließt und von da aus über die Därme zu den Nieren. Dieser Abschnitt, der vom Magenausgang bis zu den Nieren führt, wird als innerer Kanal der Drei Erwärmer bezeichnet. Man darf sich dabei nicht vorstellen, daß hier ein tatsächlicher Kanal besteht, der den Magen mit den Nieren verbindet. Nach der Akupunkturlehre sprechen wir von einem energetischen Kanal, das heißt einer Leitung für unreine Energie. Auf dem Weg zu den Nieren wird die unreine Energie

zum Teil schon gereinigt, wobei die Abfallstoffe in den Enddarm gelangen.

Die reine Energie

Vom Oberen Erwärmer aus fließt die reine Energie zu den Lungen, wo sie mit kosmischer Energie (Luft) gemischt wird. Die aus der Mischung zwischen reiner Energie und kosmischer Energie entstandene Yong- oder ernährende Energie tritt dann in der vorderen Achselgegend in den Lungen-Meridian und bildet damit die erste Energie des Menschen.

Die unreine Energie

Die unreine Energie fließt vom Unteren Erwärmer aus über den inneren Kanal der Drei Erwärmer (Dickdarm und Dünndarm) zu den Nieren, wo sie schon teilweise gereinigt ankommt. Die Nieren reinigen diese Energie noch weiter und spalten Flüssigkeit ab, die als Urin ins Nierenbecken abgegeben wird, andererseits aber produzieren sie gereinigte Energie, die zur Leber fließt. Die gereinigte »unreine Energie« aus dem inneren Kanal der Drei Erwärmer wird damit zur Wei-Energie.
In der 5-Elementen-Lehre folgt auf das Wasser (Niere) das Holz (Leber), so daß die Wei-Energie zur Leber gelangt. Von der Leber aus fließt ein Teil der Wei-Energie zur Gallenblase. Von der Gallenblase aus erreicht sie über den Gallenblasen-Meridian den äußeren Augenwinkel, wo sie an die Oberfläche tritt. Tagsüber verstärkt sich der Austritt von Wei-Energie an die Oberfläche in der Augengegend und bedingt dadurch das Wachsein. Nachts zieht sich die Wei-Energie in die Tiefe zurück und löst den Schlaf aus. Störungen dieses Kreislaufs bewirken Schlaflosigkeit.
Von der Leber (Holz) fließt die Wei-Ener-

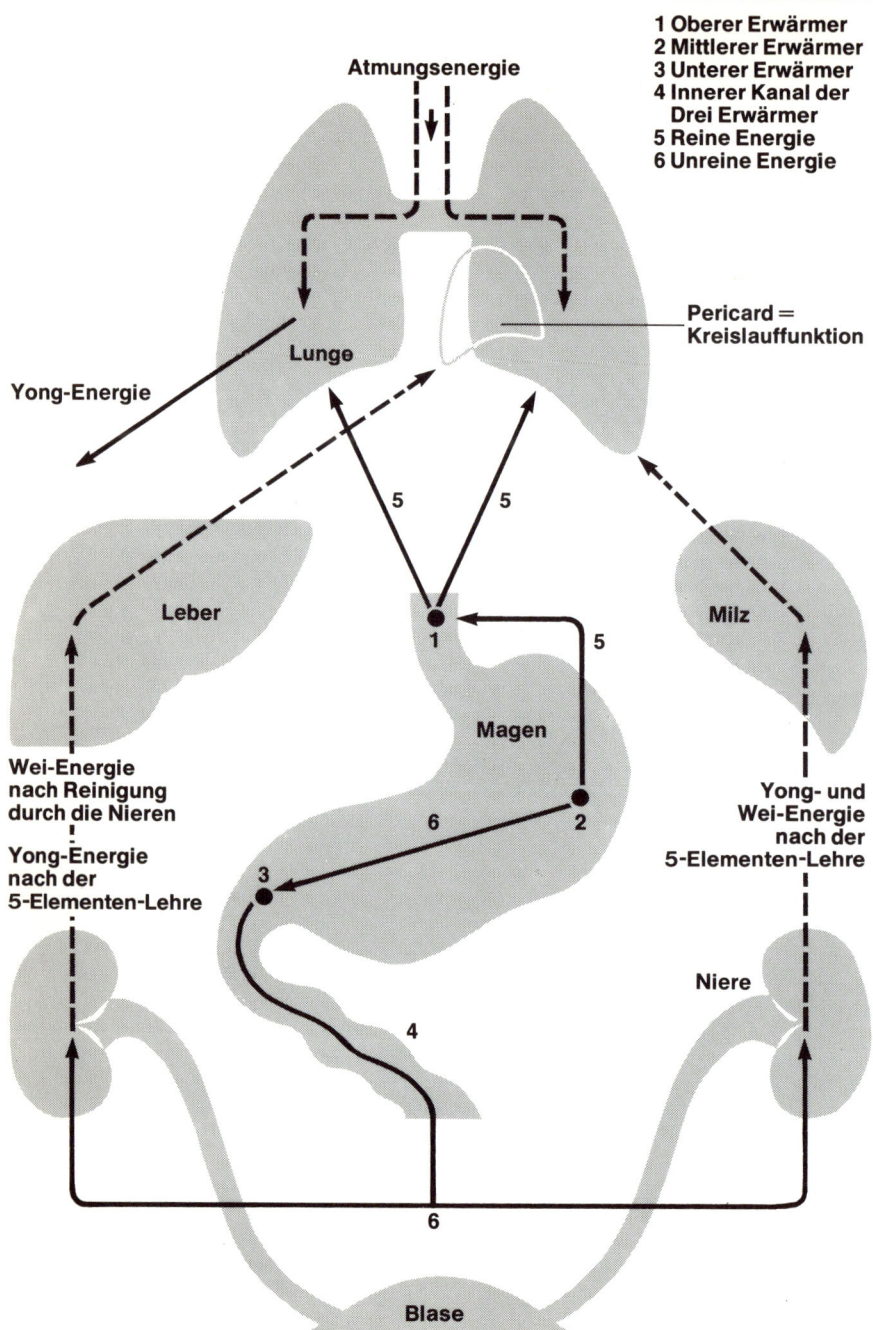

1 Oberer Erwärmer
2 Mittlerer Erwärmer
3 Unterer Erwärmer
4 Innerer Kanal der
  Drei Erwärmer
5 Reine Energie
6 Unreine Energie

Atmungsenergie

Pericard =
Kreislauffunktion

Lunge

Yong-Energie

Leber

Milz

Magen

Wei-Energie
nach Reinigung
durch die Nieren

Yong-Energie
nach der
5-Elementen-Lehre

Yong- und
Wei-Energie
nach der
5-Elementen-Lehre

Niere

Blase

Die Funktion der Drei Erwärmer. Die Drei Erwärmer sind ein Hohlorgan, das seinen Sitz am Magen hat.

gie weiter zum Herzen (Feuer) und vom Herzen aus zum Dünndarm, um über den Dünndarm-Meridian den inneren Augenrand neben der Nasenwurzel zu erreichen, wo sie ebenfalls an die Oberfläche tritt.

Blut und Körpersäfte

Die Energie ist ständig in Bewegung – das Blut ebenfalls. Beide ernähren den gesamten Organismus. Das Blut wird nach Vorstellung der Chinesen durch Energie in Bewegung versetzt. Die Energie treibt das Blut wie das Rad eines Dampfers das Wasser und setzt es so in Bewegung. Blut und Energie gehören zusammen. Beide bilden eine der Grundlagen für die seelischen Funktionen.

Das Blut

Das Blut wird innerhalb des Bereichs des Mittleren Erwärmers gebildet. Die Nährenergie, die der Mittlere Erwärmer herstellt, wird mit den flüssigen Substanzen zu Blut umgewandelt. Nach der traditionellen chinesischen Medizin entsteht das Blut so aus organischen Flüssigkeiten und aus der Nährenergie. Damit haben beide, das Blut und die Nährenergie, den gleichen Ursprung. Eine Energie, die immateriell ist, wird mit einer materiellen Substanz gemischt, um das Blut zu bilden.

Die Flüssigkeiten entsprechen als materielles Substrat dem Inn, während die Yong-Energie als Energie dem Yang entspricht, welches die Materie in Bewegung versetzt – obschon die Yong-Energie als Energie im Verhältnis zur Wei-Energie Inn ist.

In dieser Hinsicht scheint die Akupunkturlehre etwas eigenartige Ansichten zu haben. Wir dürfen aber nicht vergessen, daß sie eine energetische Medizin ist und in dieser Beziehung stoffliche Erscheinungen nach energetischem Prinzip einteilt. Sie gelangt daher nicht zu denselben anatomischen Ansichten wie unsere Medizin. Wir dürfen auch nicht vergessen, daß ein äußerst umfangreiches und wichtiges Energiezentrum hinter dem Brustbein (Blutbildungszentrum) liegt und daß dieses mit der Drei-Erwärmer-Funktion und mit den meisten Organen verbunden ist. So ist es an der Blutproduktion beteiligt, was auch der westlichen wissenschaftlichen Ansicht über die Blutbildung entspricht. Betrachtet man die gesamte Lehre von der Blutbildung, so stimmt sie mit unseren westlichen Ansichten mehr oder weniger überein.

Wie verhält sich nun diese Einheit von Säften und Energie, die dem Blut entspricht? Es gibt viele Erkrankungen, die Blutungen hervorrufen. Eine Blutung ist entsprechend ein Verlust an Nährenergie und ein Austritt von »materiellem« Blut. Fehlt Energie, so hört die Bewegung des Blutkreislaufs auf. Es entstehen etwa Hämorrhoiden, gynäkologische Blutungen, Nasenbluten. Die Behandlung dieser Blutungen besteht darin, daß man die in der Nähe der Blutungsstelle verlaufenden Meridiane wieder mit Yong-Energie beschickt. Das Blut ist wieder in Bewegung gesetzt, es kann aus dem körperlichen Gefüge nicht mehr austreten.

Die Körpersäfte

Die Körperflüssigkeiten entsprechen allen Wasser-Elementen, die sich unter Einwirkung des Magens während der Verdauung unter Beihilfe der Därme, der Blase und der Drei Erwärmer bilden. Die Körpersäfte zirkulieren mit den Meridianen, gewissermaßen die Energie begleitend. Nur ihr unreiner Anteil wird ausgeschieden. Die organischen Flüssigkeiten sind deshalb so wichtig, weil sie in der energetischen Physiologie je nach Organ und Gewebe eine unterschiedliche Eigenschaft annehmen.

So gibt es beispielsweise die Gelenkflüssigkeiten, die Gehirnflüssigkeit, die Tränenflüssigkeit, den Speichel und den Nasenschleim. Jede dieser Flüssigkeiten hängt wiederum von einem bestimmten Element und Organ ab. So untersteht der Speichel der Milz, der Nasenschleim den Lungen, das Tränenwasser den Nieren . . .

Noch einmal sei an dieser Stelle betont, daß ein Verlust an Blut gleichbedeutend ist mit einem Verlust an Energie und umgekehrt ein Verlust an Energie gleichbedeutend mit einem Verlust an Blut. Dies läßt die Blutmangelkrankheiten in einem ganz anderen Licht erscheinen: Zahlreiche dieser Erkrankungen können durch Energie behandelt werden. Daß die Blutbildung mit der Verdauung zusammenhängt, ist für die westliche Medizin nichts Neues. Sind doch die meisten Blutmangelkrankheiten durch verschlechterte Resorption gewisser, bei der Blutbildung notwendiger, Vitamine bedingt oder aber durch Eisenmangel. Die chinesische Medizin behandelt bei Blutkrankheiten die Verdauung über Magen und Drei Erwärmer und damit die Resorption der für die Blutbildung notwendigen Produkte.

Meridiane oder Energieströme

Wir haben gesehen, daß die Energie in Meridianen zirkuliert. Der Begriff Meridian wurde gewählt, weil die Energiebahnen auch beim Menschen von oben nach unten, beziehungsweise von unten nach oben, das heißt von Pol zu Pol verlaufen. Dies und den komplizierten Meridianverlauf verdeutlicht ein Blick auf die Entstehung eines Menschen:

Die befruchtete Eizelle beginnt sich zu teilen und wird allmählich zu einem kugelförmigen Gebilde, auf dem sich die Meridiane als von Pol zu Pol ziehende Linien abbilden lassen. Mit der embryonalen Entwicklung verzerren sich diese Gebilde immer mehr. Sie deuten aber durch ihren Verlauf einen vom Nervensystem zum Teil völlig unterschiedlichen Bauplan an, da ihr endgültiger Verlauf der Körperachse längsgerichtet ist, während das Nervensystem mit seinem metameren (hintereinandergerichteten) Aufbau einen zur Körperachse quergerichteten Bauplan aufweist.

In den meisten westlichen Veröffentlichungen über Akupunktur werden zwölf Meridiane genannt, die symmetrisch sind, also sowohl an der linken Körperseite als auch an der rechten Körperseite verlaufen. Es werden meist noch zwei Einzelmeridiane beschrieben, in denen die Energie auf der Körpervorder- oder auf der Körperrückseite fließt. Diese Aufzählung der Meridiane ist unvollständig. Bis vor kurzem waren diese Energiebahnen praktisch nur an der Körperaußenseite beschrieben worden, ohne Rücksicht auf einen vollständigen Energiekreislauf, der eine Grundvoraussetzung der Akupunkturlehre darstellt. Damit Energie zirkulieren kann, muß sie auch einen Kreislauf bilden. Die Meridiane (chinesisch *King Lo*) haben auch einen inneren Verlauf. Das ist in der chinesischen Akupunkturlehre schon in 5000 Jahre alten medizinischen Handschriften beschrieben worden.

Die westlichen Lehrbücher kennen nur diese zwölf beziehungsweise vierzehn Meridiane, sprechen aber nicht von Energie, die außerhalb dieser Bahnen fließen könnte. Es ist unwahrscheinlich, daß Energie nur in bestimmten Bahnen verlaufen sollte und daß die Gewebe, die zwischen den Bahnen liegen, praktisch ohne Energie leben müssen. Deshalb sollen die Meridiane so dargestellt werden, daß zuerst ihr allgemeiner Aufbau und ihre Anatomie besprochen werden. Das dürfte zum Verständnis der Energie des Menschen sicher beitragen.

Die zwölf Hauptmeridiane werden in sechs Inn- und in sechs Yang-Meridiane eingeteilt. Jeder Meridian hat eine Zeit maximalen Energieflusses. Eine sogenannte »Organuhr« gibt den zweistündigen Maximalzyklus jedes Meridians an. Die Maximalzeiten sind folgende:

Lungen-Meridian	3 Uhr bis 5 Uhr
Dickdarm-Meridian	5 Uhr bis 7 Uhr
Magen-Meridian	7 Uhr bis 9 Uhr

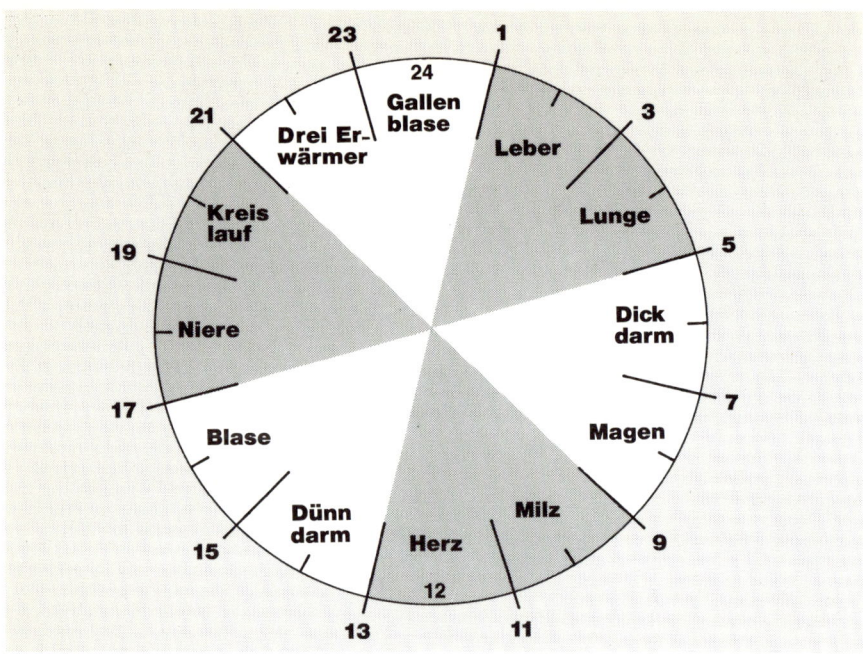

Die Zeiten des maximalen Energieflusses der verschiedenen Speicher- und Hohlorgane (Organuhr).

Allgemeiner Verlauf der Meridiane

Die Meridiane fließen einerseits über den Rumpf und andererseits über die Extremitäten. Die Yang-Meridiane verbinden den Kopf mit den Füßen, das heißt mit der unteren Extremität, oder die Hände, das heißt die obere Extremität, mit dem Kopf.

Die Inn-Meridiane verbinden die untere Extremität mit dem Thorax oder den Thorax mit der oberen Extremität. Damit ist auch schon der Verlauf von Meridianpaaren ersichtlich, die in der traditionellen chinesischen Medizin eine ganz besondere Bedeutung haben. Hierbei sind nicht die homologen Organpaare desselben Elementes gemeint (siehe 5-Elementen-Lehre), sondern die Meridiane, die beide Yang oder beide Inn sind, eine gemeinsame Funktion im Körper ausüben und die gemeinsam in eine bestimmte Richtung fließen, bevor sie umpolarisiert wer-

Milz-Meridian	9 Uhr bis 11 Uhr
Herz-Meridian	11 Uhr bis 13 Uhr
Dünndarm-Meridian	13 Uhr bis 15 Uhr
Blasen-Meridian	15 Uhr bis 17 Uhr
Nieren-Meridian	17 Uhr bis 19 Uhr
Kreislauf-Meridian	19 Uhr bis 21 Uhr
Drei-Erwärmer-Meridian	21 Uhr bis 23 Uhr
Gallenblasen-Meridian	23 Uhr bis 1 Uhr
Leber-Meridian	1 Uhr bis 3 Uhr

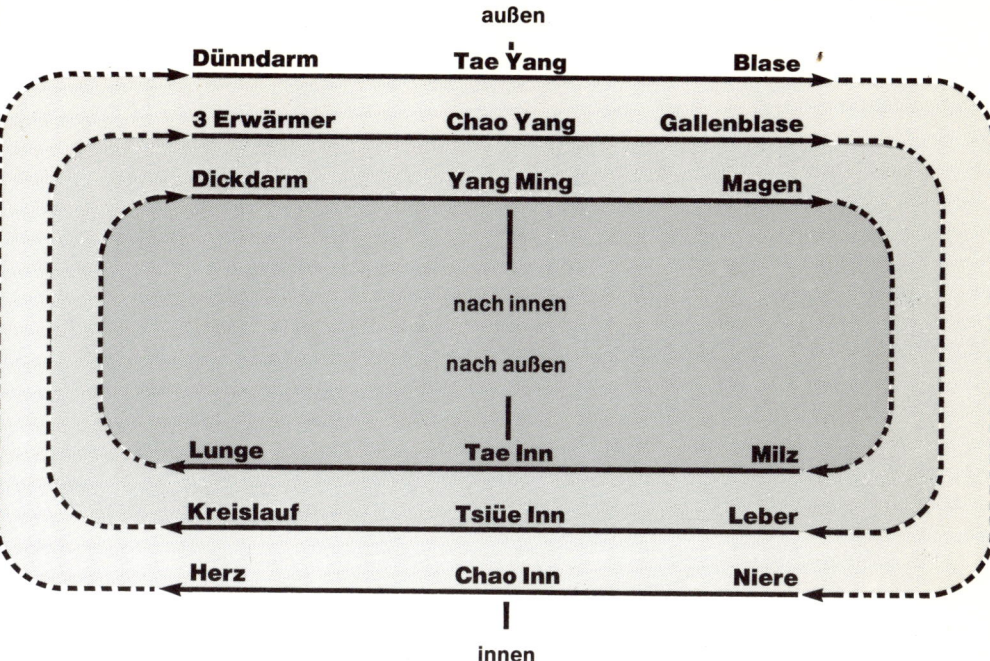

Die drei Yang- und die drei Inn-Meridian-
paare.

den zu einem anderen Meridianpaar. Jedes dieser Meridianpaare trägt einen bestimmten Namen, der seine Funktion her-
vorhebt:
Der Dünndarm-Meridian, der von der
Hand zum Kopf fließt, steht in einer engen funktionellen Verbindung mit dem
Blasen-Meridian, der vom Kopf zum Fuß
fließt. Die beiden bilden das *Tae Yang.*
Der Meridian der Drei Erwärmer, der
von der Hand zum Kopf fließt, bildet mit

dem Gallenblasen-Meridian, der vom
Kopf zum Fuß fließt, das *Chao Yang.*
Der Dickdarm-Meridian, der von der
Hand zum Kopf fließt, bildet mit dem
Magen-Meridian, der vom Kopf zum
Fuß fließt, das *Yang Ming.*
Der Milz-Meridian, der vom Fuß zur
Brust fließt, bildet mit dem Lungen-Meri-
dian, der von der Brust zum Daumen
fließt, das *Tae Inn.*
Der Leber-Meridian, der vom Fuß zur
Brustwand fließt, bildet mit dem Kreis-
lauf-Meridian, der von der Brustwand zur
Hand fließt, das *Tsiüe Inn.*
Der Nieren-Meridian, der vom Fuß zur
Brustwand fließt, bildet mit dem Herz-
Meridian, der von der Brustwand zur
Hand fließt, das *Chao Inn.*
Damit sind sechs wesentliche Funktions-
unterschiede der sechs Meridianpaare ge-
geben, die praktisch in keinem westlichen
Buch beschrieben werden. Jeder Meri-
dian hat also eine Bahn, die die Glieder

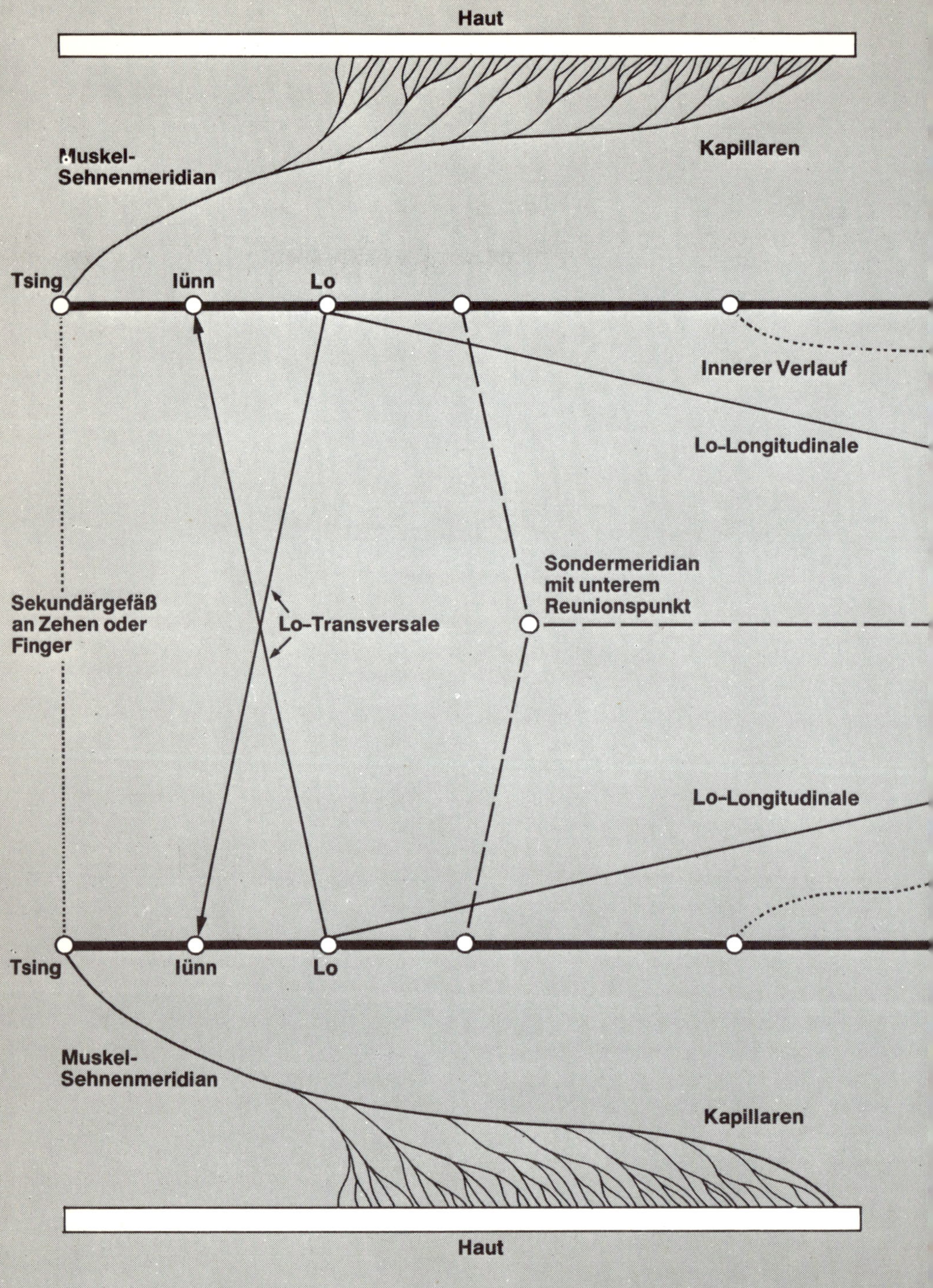

Haut

Kapillaren

Muskel-
Sehnenmeridian

Tsing   Iünn   Lo

Innerer Verlauf

Lo-Longitudinale

Sekundärgefäß
an Zehen oder
Finger

Lo–Transversale

Sondermeridian
mit unterem
Reunionspunkt

Lo-Longitudinale

Tsing   Iünn   Lo

Muskel-
Sehnenmeridian

Kapillaren

Haut

Die Anatomie der Yang- und Inn-Meridiane mit ihren Nebengefäßen in schematischer Darstellung.

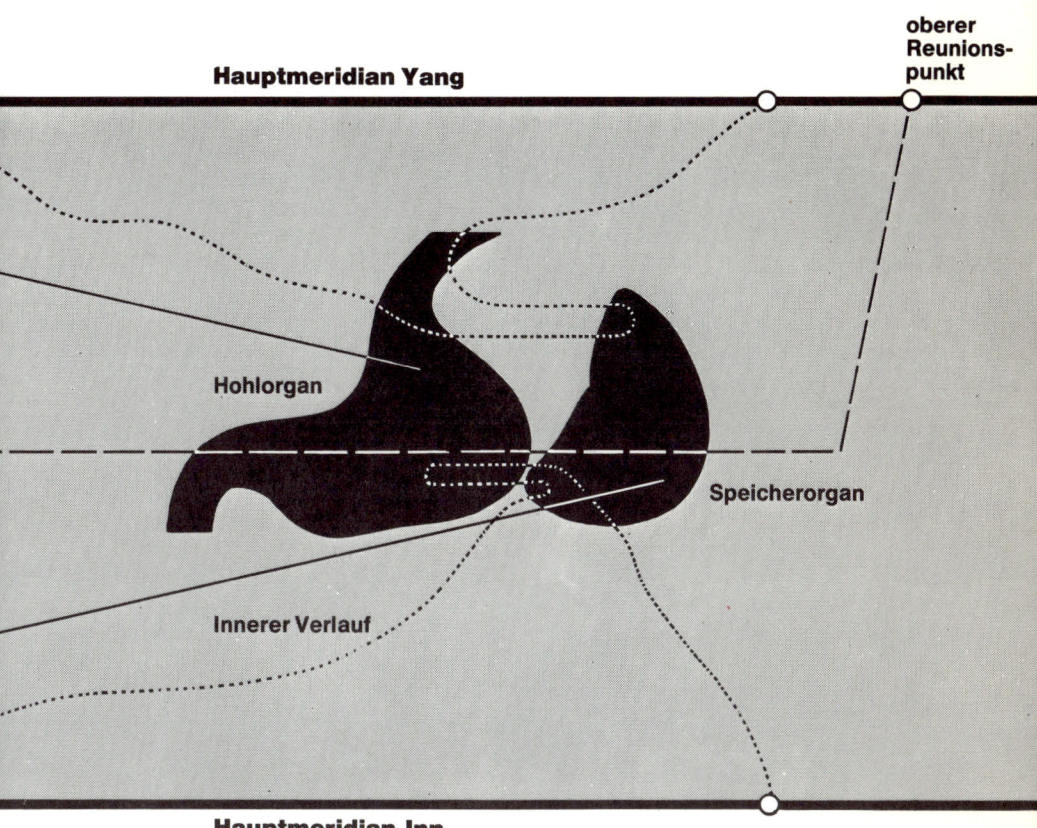

oberer Reunionspunkt

Hauptmeridian Yang

Hohlorgan

Speicherorgan

Innerer Verlauf

Hauptmeridian Inn

mit Energie versorgt. Dazu sei folgendes erklärt: Die Gegend zwischen Fuß und Knie liegt vom Körperinneren aus gesehen ganz außen und wird deshalb dem Yang zugeteilt. Vom Knie an Richtung Körperzentrum ist die Gegend als Inn zu bezeichnen.

Dasselbe gilt für die oberen Extremitäten. Von der Hand bis zum Ellenbogen Yang-Gebiet und von der Ellbeuge bis zum Rumpf Inn-Gebiet. Damit ergeben sich für die betreffenden Meridiane verschiedene Funktionsmöglichkeiten:

Ein Yang-Meridian strömt während seines Verlaufs im äußersten Anteil der Extremität, also im Yang-Gebiet, und ist damit »Yang im Yang«.

Vom Körperzentrum aus bis zum Knie beziehungsweise bis zum Ellbogen verläuft der Yang-Meridian im Inn-Gebiet und heißt »Yang im Inn«.

Dasselbe gilt für die Inn-Meridiane. In

ihrem äußersten, vom Körper entfernte-
sten, Teilstück befinden sie sich im Yang-
Gebiet und sind damit »Inn im Yang«.
Im proximalen Körpergebiet sind die Inn-
Meridiane »Inn im Inn«.
Diese Unterscheidungen sind wichtig für
das Verständnis der energetischen Physiologie. Die Yang-Gebiete, also vom Ell-
bogen beziehungsweise vom Knie aus bis
zur Extremität, sind diejenigen Anteile
unseres Körpers, die mit dem Kosmos in
Verbindung stehen und den kosmischen
Gesetzen folgen.
Die »zentralen« Körperzonen hingegen
gehören ganz uns selbst und sprechen da-
her nicht mehr direkt auf die kosmischen
Gesetze der Jahreszeiten und der Fünf
Elemente an. Daraus ergibt sich eine
wichtige Erkenntnis der chinesischen Medizin, die der *Antiken* oder *Sü-Punkte*.
Diese befinden sich ausnahmslos im
Yang-Gebiet, also in demjenigen Teil des
Körpers, der auf den Kosmos und damit
auf die Jahreszeiten anspricht (siehe Ka-
pitel über die Antiken Punkte).

Anatomie der Meridiane

Jeder Hauptmeridian kann mit dem
Stamm eines Baumes verglichen werden,
von dem Äste (Nebenmeridiane) abzwei-
gen, die ihre bestimmten Funktionen haben und bestimmten Gesetzen folgen. Allgemein gilt folgendes: Die Energie fließt
in allen Nebenmeridianen ausnahmslos
von unten nach oben. (Die Nebenmeridiane werden praktisch in keinem europäischen Lehrbuch für Akupunktur erwähnt. Dadurch werden die Meridiane zu
Bäumen ohne Äste.) Die Nebenmeridiane
dienen dazu, von den Hauptmeridianen
nicht erschlossene Gebiete mit Energie zu
versorgen und die energetische Abwehr
nach außen zu bewerkstelligen.
Die Hauptmeridiane bilden unter anderem zwei Energiekreisläufe:

den großen externen Energiekreislauf,
die internen organischen Energiekreisläufe.
In der Meridiantopographie ergeben sich
folgende Koppelungen: Einerseits geht
an den Fingerspitzen, am Kopf, an den
Zehenspitzen und der Brust je ein Meridian in den chronologisch nächstfolgenden über. So der Lungen-Meridian um
5 Uhr morgens in den Dickdarm-Meridian. Und das über eine Verbindungslei-
tung zwischen Daumen und Zeigefinger.
Das ist der große externe Energiezyklus.
Andererseits führen innere Leitungen
über die Organe: einmal die interne Meri-
dianleitung zum homologen Organ und
dann weiter zum meridianeigenen Organ.
So führt das innere Energiegefäß der
Lunge in den Dickdarm, aber dann auch
in die Lunge. Dasselbe gilt für den inneren
Hauptmeridian des Dickdarms: Dieser
führt zuerst in die Lungen, dann in den
Dickdarm. Es bildet sich also ein innerer
Energiekreislauf zwischen Hohlorgan
(Dickdarm/Yang) und Speicherorgan
(Lunge/Inn). Analoge Zyklen bestehen
zwischen allen anderen Organpaaren wie
Milz- und Magen-Meridian.
Diese internen Verbindungen zeigen die
energetische Zusammenarbeit zwischen
den Organen. Der ständige Kräfteaus-
gleich zwischen diesen ist so grundlegend,
daß eine Organkrankheit nicht als Einzel-
phänomen isoliert werden darf. Auch aus
dieser Perspektive wird wieder klar, daß
die chinesische Medizin kein Spezialisten-
tum akzeptieren kann. Es wäre also
absurd, von einer Lungen-Akupunktur
oder von einer Leber-Akupunktur zu
sprechen.
Betrachten wir die Hauptmeridiane im
Rahmen des gesamten Energiesystems, so
wird ihre Doppelfunktion sichtbar. Einmal bilden sie den großen äußeren Energiekreislauf, der chronologisch dem Tag
(24 Stunden) entspricht. Zum anderen
sichern sie – durch interne Leitungen – die

energetische Kommunikation zwischen den Organen. Sie formen die energetische Grundlage des Kräfteausgleichs zwischen ihnen. Sie funktionieren als interne Konsolidierung des Meridiansystems.

Die transversalen Lo-Gefäße

Der internen Konsolidierung des Systems gegenüber besteht eine externe: das System der *Lo-Gefäße,* genauer der *transversalen* Lo-Gefäße. Es sind energetische Querverbindungen, die zwischen Ellbogen und Hand, zwischen Knie und Fuß liegen. Die transversalen Lo-Gefäße sind also Verbindungsleitungen zwischen zwei homologen Meridianen. Sie funktionieren als kommunizierende Röhre. Diese externen Querverbindungen verbinden je einen Yang-Meridian mit einem Inn-Meridian und umgekehrt. So besteht ein Lo-Gefäß zwischen dem Lungen-Meridian und dem Dickdarm-Meridian, ein anderes führt vom Dickdarm-Meridian zum Lungen-Meridian. Besonders beim Eindringen von kosmopathogener Energie werden diese Koppelungen therapeutisch wichtig: Die transversalen Lo-Gefäße schließen sich zum Schutz des homologen gesunden Partners. Das Phänomen wird manchmal sichtbar an der leichten Schwellung des *Lo-Punktes* (siehe Kapitel Die chinesischen Punkte, Seite 68). Er ist oft druckempfindlich.

Die longitudinalen Lo-Gefäße

Von den Lo-Punkten aus führen auch *longitudinale* Lo-Gefäße, Nebenmeridiane, die längs dem Hauptmeridian strömen und ins meridianeigene Organ einmünden. Im Gegensatz zu den Querverbindungen, die dem äußeren Energieausgleich dienen, funktionieren diese Längsverbindungen im Sinne einer Harmonisierung zwischen Äußerstem und Innerstem. Sie stellen eine unmittelbare Verbindung zwischen den Körperenden und den Organen her. Hier wird die subtile Organisation des Energiesystems klar: Alles muß mit allem gekoppelt sein, soll das Ganze harmonisch ausgeglichen funktionieren. Therapeutisch ermöglichen die longitudinalen Lo-Gefäße eine direkte Beeinflussung des entsprechenden Organs.

Schematische Darstellung der Meridiane

1. Der Lungen-Meridian

Er beginnt an der oberen Brust-Vorderwand und strömt den Arm entlang bis zur Daumeninnenseite in die Nähe des Nagelfalzwinkels.

Das innere Gefäß führt vom Mittleren Erwärmer zum Dickdarm hinunter und strömt dann wieder aufwärts über die Lunge zum 1. Lungenpunkt (Brust-Vorderwand).

Das transversale Lo-Gefäß zieht vom Lo-Punkt der Lunge (etwas oberhalb des Handgelenks) an der Innenseite des Handgelenks zum *Iünn-Punkt* des Dickdarms, der in der Tiefe zwischen dem 1. und dem 2. Mittelhandknochen liegt.

Das longitudinale Lo-Gefäß beginnt ebenfalls am Lo-Punkt. Es bildet aber eine Ausnahme zu den anderen longitudinalen Lo-Gefäßen: Während diese immer unmittelbar ins Organ führen, fließt das longitudinale Lo-Gefäß der Lunge zum 1. Punkt des Dickdarms (am inneren Nagelfalzwinkel des Zeigefingers).

2. Der Dickdarm-Meridian

Er beginnt am inneren Nagelfalzwinkel des Zeigefingers und steigt an der inneren Armseite entlang bis zur Schulter, von wo er an die Spitze des Dornfortsatzes des

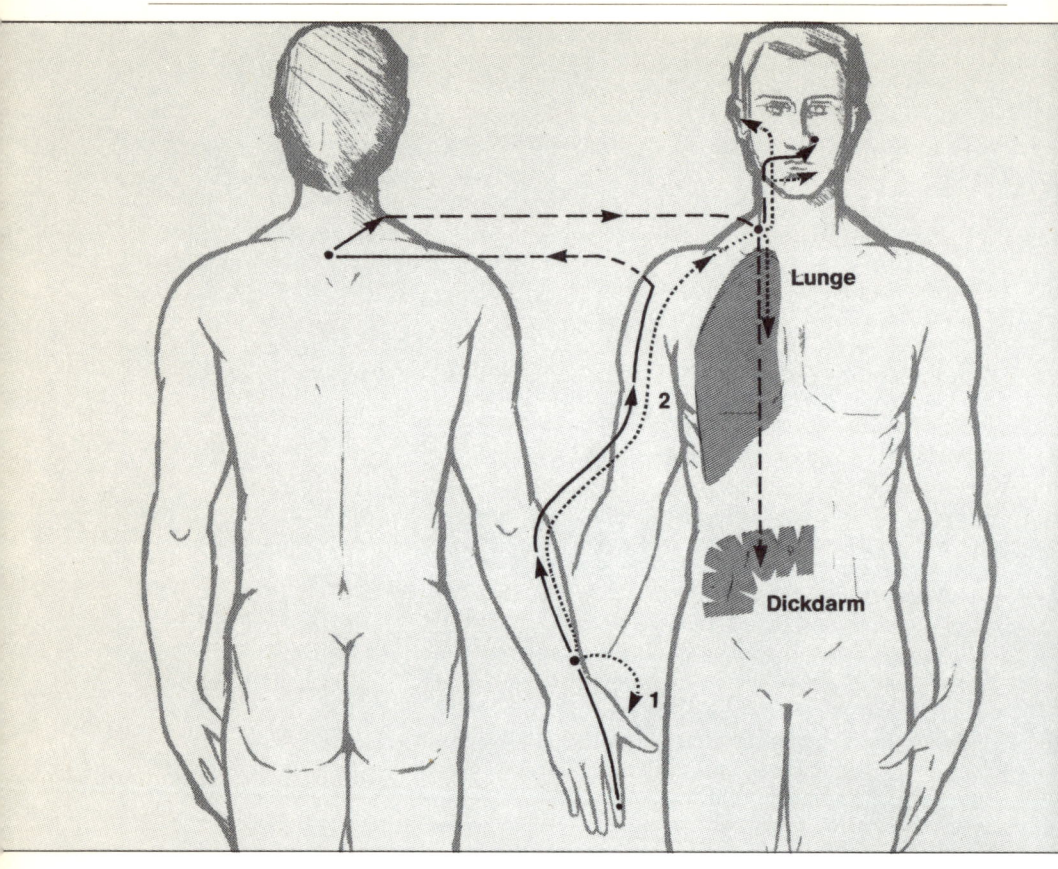

Der Dickdarm-Meridian (siehe auch Erklärung Seite 39 unten).

letzten Halswirbels fließt. Dann um- strömt er die untere Nackengegend und führt zur oberen Schlüsselbeingrube. Von dort aus zieht er der Halsmuskulatur ent- lang, über den Unterkiefer und zwischen Nase und Oberlippe hindurch auf die Ge- genseite. Neben der Nase (in der Naso- labialfalte) endet dieses äußere Haupt- gefäß.

Das innere Gefäß führt von der vorderen oberen Schlüsselbeingrube aus in die Tiefe zu den Lungen und dann zum Dick- darm.

Das transversale Lo-Gefäß fließt vom Lo- Punkt des Dickdarms (ungefähr auf hal- ber Vorderarmhöhe gelegen) zum Iünn- Punkt der Lunge (in der vorderen inneren Gegend der Handgelenksfurche).

Das longitudinale Lo-Gefäß beginnt am Lo-Punkt, folgt dem Hauptmeridian des Dickdarms bis zur Schulter und fließt dann zur oberen Schlüsselbeingrube.

Dort teilt es sich: Ein Ast zieht nach oben in den Kiefer, wo er sich verzweigt und bis ins Ohr dringt. Der andere Ast dringt in die Tiefe zu den Lungen und dann zum Dickdarm.

3. Der Magen-Meridian

Er erhält seine Energie vom Dickdarm-Meridian über ein Nebengefäß. Dieses führt an der Nasenwurzel entlang bis zur Innenseite der Augenhöhle, von dort am Unterlid entlang zum 1. Magenpunkt, dann zum Kieferwinkel (dort zweigt eine Nebenströmung ab, die vor dem Ohr bis zur Schläfe vordringt). Am Hals entlang strömt der Meridian bis zur vorderen oberen Schlüsselbeingrube, von dort aus etwas seitwärts und dann auf der Brust über die Brustwarze zur Bauchwand, der er über die Länge von etwa zwei »Querfingern« seitlich der Mittellinie bis in die Leistengegend folgt. (Unter Querfinger versteht man den Abstand zwischen vorderer und mittlerer Beugefalte des Mittelfingers, seitlich gemessen.) Von der Leiste aus durchströmt er den Oberschenkel an dessen Vorderseite. Darauf führt er zur Außenseite des Unterschenkels (der Tibiakante folgend) und endlich über den Fußrücken zur äußeren Seite der zweiten Zehe, wo er in der Nähe des Nagelfalzwinkels endet. Ein weiterer Ast führt zur dritten Zehe.

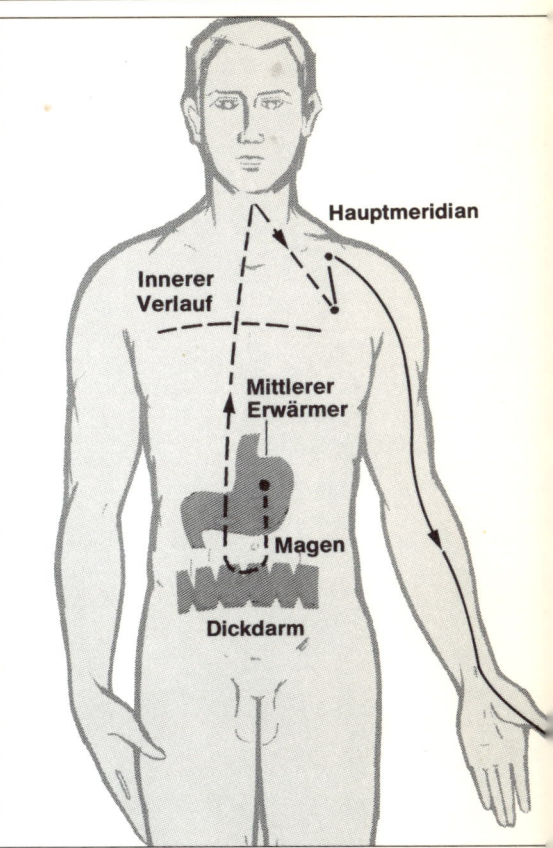

Der Lungen-Meridian.
——————— *Hauptmeridian*
– – – – – *Innerer Verlauf*
. . . . . .*1* . . *Lo-Transversale*
. . . . . .*2* . . *Lo-Longitudinale*
Alle im folgenden schematisch dargestellten Meridianverläufe sind in dieser Weise bezeichnet.

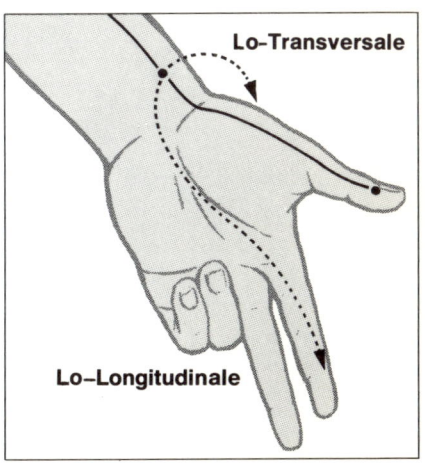

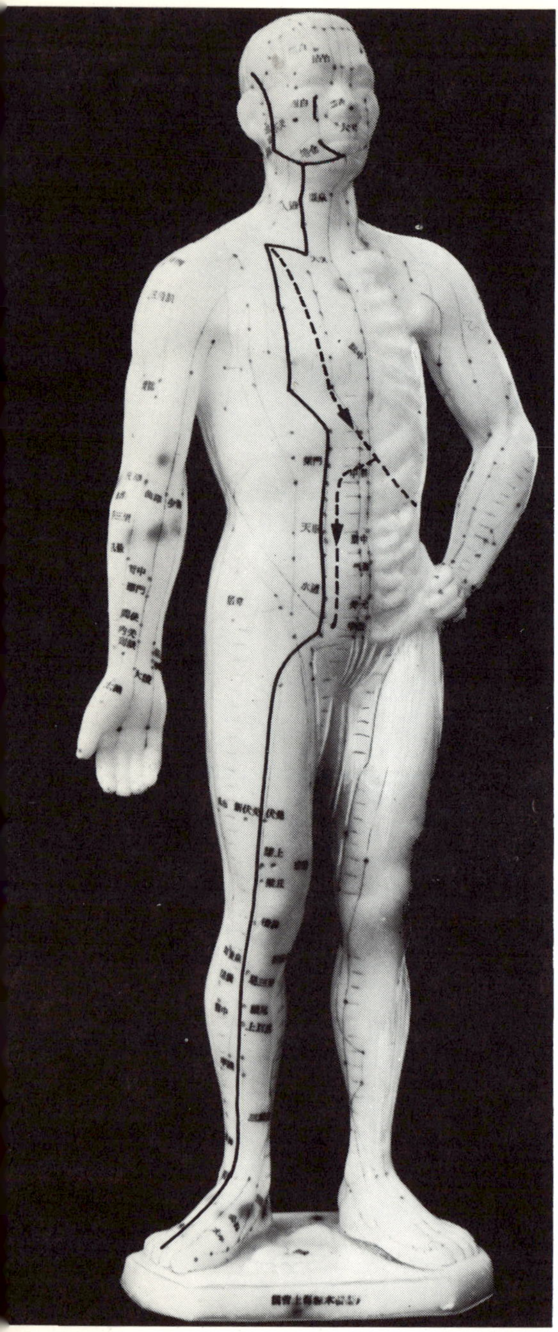

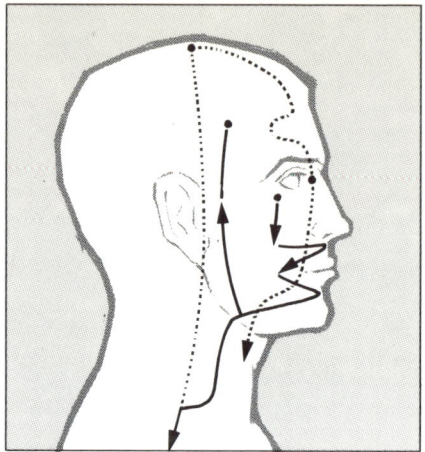

Der Magen-Meridian.

Das innere Gefäß dringt von der vorderen oberen Schlüsselbeingrube in die Tiefe, erreicht über den Mageneingang den Magen und durch einen weiteren Ast die Milz. Vom Magen aus führt es in die Bauchhöhle und bis zur Leistengegend. Dort mündet das innere Gefäß wieder in den äußeren Hauptmeridian ein.

Das transversale Lo-Gefäß führt vom Lo-Punkt aus (ungefähr auf Höhe der Mitte des Unterschenkels) an der Außenseite des Unterschenkels entlang an die Fußinnenseite zum Iünn-Punkt der Milz.

Das longitudinale Lo-Gefäß folgt mehr oder weniger dem Hauptmeridian bis zur oberen Schlüsselbeingrube. Dann strömt es am Hals entlang, vor dem Ohr vorbei bis zur Mittellinie des Schädels auf einer vertikalen Linie, die durch beide Ohren führt. Von dort aus zieht es zur Stirn, zur Nasenwurzel und dann die Vorderseite des Gesichts entlang zum Hals. Es hat Verästelungen am Kopf und vermischt

Der Milz-Meridian.

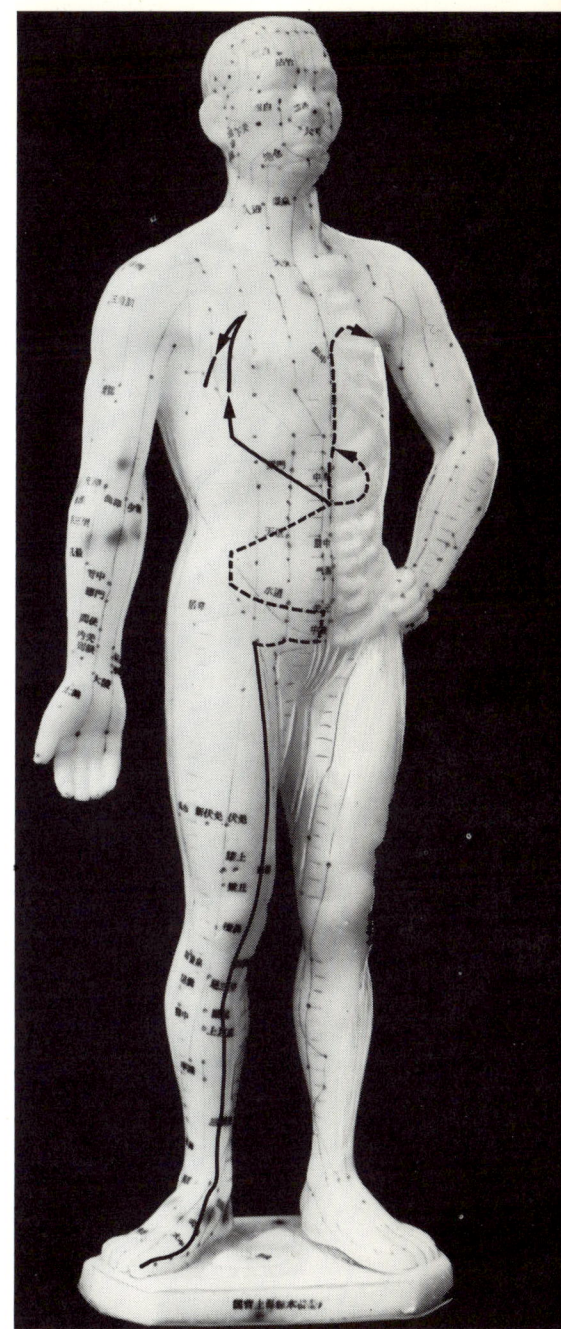

sich mit der Energie der anderen Meridiane, um nachher in den Hals einzudrin-
gen.

4. Der Milz-Meridian

Er beginnt am inneren Nagelfalzwinkel
der großen Zehe und steigt an der Beinin-
nenseite entlang bis zur Leiste, wo er horizontal bis zur Mittellinie hinüberführt.
Dieser folgt er ein Stück, um wieder seitlich abzuzweigen und an die seitliche
Bauchvorderwand zu gelangen. Er verläßt sie wieder, um oberhalb des Nabels
die Mittellinie erneut zu erreichen. Auch
hier biegt er gleich wieder ab und steigt an
der seitlichen Brustwand aufwärts bis
oberhalb der Brust. Endlich fließt er wieder seitlich abwärts zur Brust, wo sein
Endpunkt liegt.
Das innere Gefäß zweigt von einem Punkt
ab, der auf der Mittellinie oberhalb des
Nabels liegt, und dringt in die Tiefe, zur
Milz, zum Magen und zuletzt zum Herzen.
Ein weiteres inneres Gefäß geht von
einem Punkt aus, der sich oberhalb der
Brust befindet und dringt in die Tiefe und
durch den Hals an den hinteren Rand der
Zunge. Ein anderes Nebengefäß verbindet den letzten Milzpunkt mit dem 1.
Herzpunkt in der vorderen Achselhöhlen-
gegend; damit ist der Energiekreislauf ge-
schlossen.

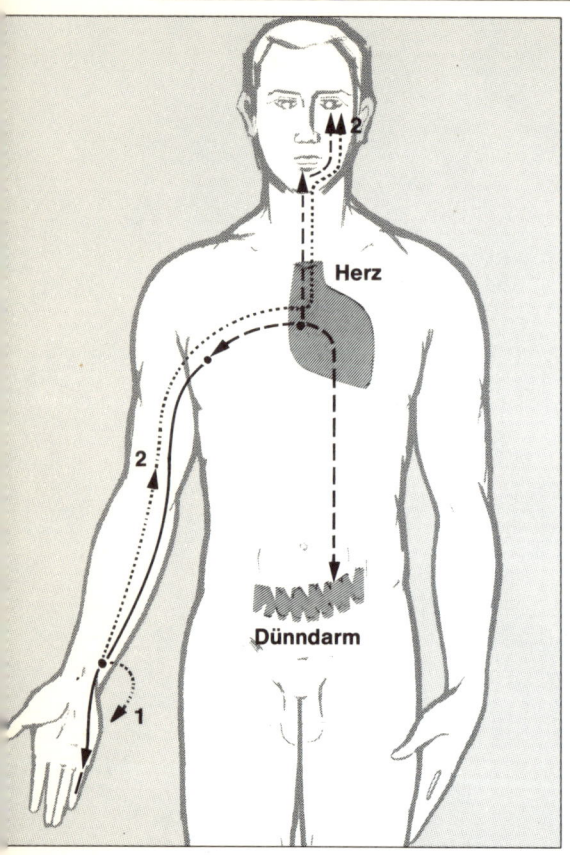

Der Herz-Meridian.

5. Der Herz-Meridian

Er beginnt im vorderen Teil der Achselhöhle und zieht an der Innenseite des Armes entlang bis zum kleinen Finger, wo er am inneren Nagelfalzwinkel endet.

Das innere Gefäß hat seinen Ursprung im Herzen. An diesem Organ beginnen drei Bahnen: Eine führt zum Hals hinauf und dann in die Tiefe des Gesichtes bis zum Augapfel. Eine zweite vom Herz durchs Zwerchfell zum Dünndarm und die dritte vom Herz zum 1. Herzpunkt (in der vorderen Achselgrube).

Das transversale Lo-Gefäß zieht vom Lo-Punkt des Herzens (etwas oberhalb der vorderen Handgelenksfurche-Außenseite) zur Außenseite des letzten Mittelhandknochens zum Iünn-Punkt des Dünndarms.

Das longitudinale Lo-Gefäß folgt vom Lo-Punkt aus dem Herz-Meridian bis zu dessen Beginn, von dort bis in die Tiefe unter das Brustbein, wo es gemeinsam mit dem Kreislauf-Meridian den Hals hinauf bis zur Zungenbasis fließt. Von dort aus zieht es bis zum äußeren Augenwinkel, wo es mit dem Dünndarm-Meridian in Verbindung tritt.

Das transversale Lo-Gefäß zweigt ab vom Lo-Punkt der Milz (Fußinnenseite). Über den Fußrücken verlaufend, erreicht es den Iünn-Punkt des Magens.

Das longitudinale Lo-Gefäß folgt vom Lo-Punkt aus ungefähr dem Milz-Meridian bis zur Leistengegend und läuft dann an der Bauch-Seitenwand entlang. Dort gibt es einen Ast in die Tiefe in Richtung Dickdarm, Magen und Milz.

6. Der Dünndarm-Meridian

Er beginnt am äußeren Nagelfalzwinkel des kleinen Fingers und zieht am Arm an dessen Außenseite entlang nach oben zur hinteren Achselhöhle. Von dort verläuft er im Zickzack über das Schulterblatt an den Nacken, dessen unteren Ansatz er nach vorn umzieht, um in die vordere Schlüsselbeingrube vorzudringen. Von hier aus zieht er der Halsmuskulatur entlang nach oben zum aufsteigenden Ast des Unterkiefers, wo er sich teilt. Ein Ast dringt an den inneren Augenwinkel und von dort, wo er mit dem Blasen-Meridian in Kontakt kommt, zurück zur Mitte des

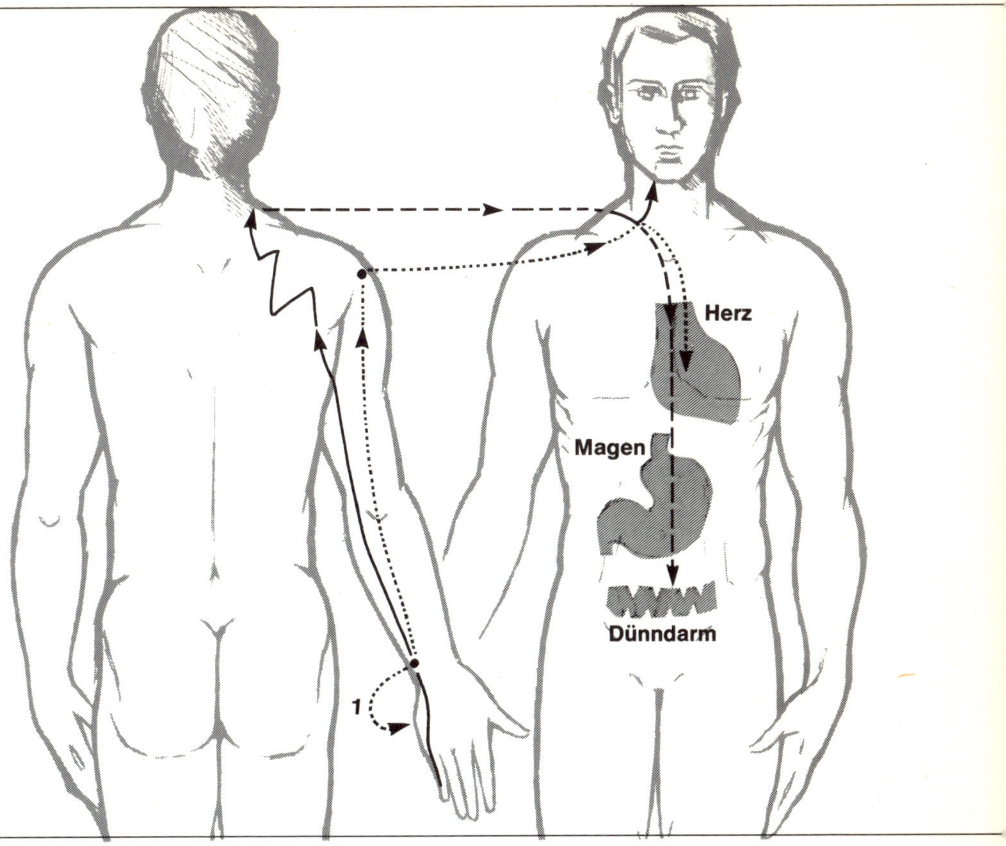

Der Dünndarm-Meridian.

Gesichtes. Ein anderer Ast zieht zum
äußeren Augenwinkel und dann zurück
an die Vorderseite des Ohrenansatzes.
Das innere Gefäß geht von der oberen
Schlüsselbeingrube aus zum Herz; es
folgt dann der Speiseröhre bis zum Magen, um zuletzt in den Dünndarm einzu-
dringen.
Vom Endpunkt des Dünndarm-Meri-
dians vor dem Ohr dringt ein Nebengefäß
tief ins Ohr hinein. Dieses Gefäß ist für

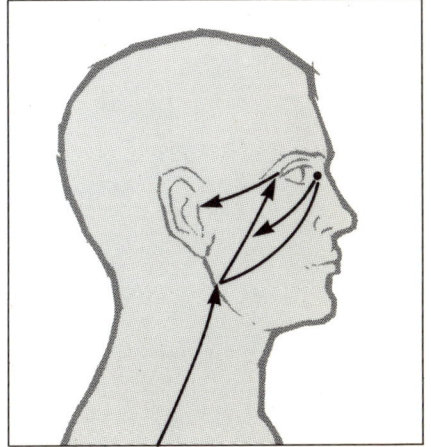

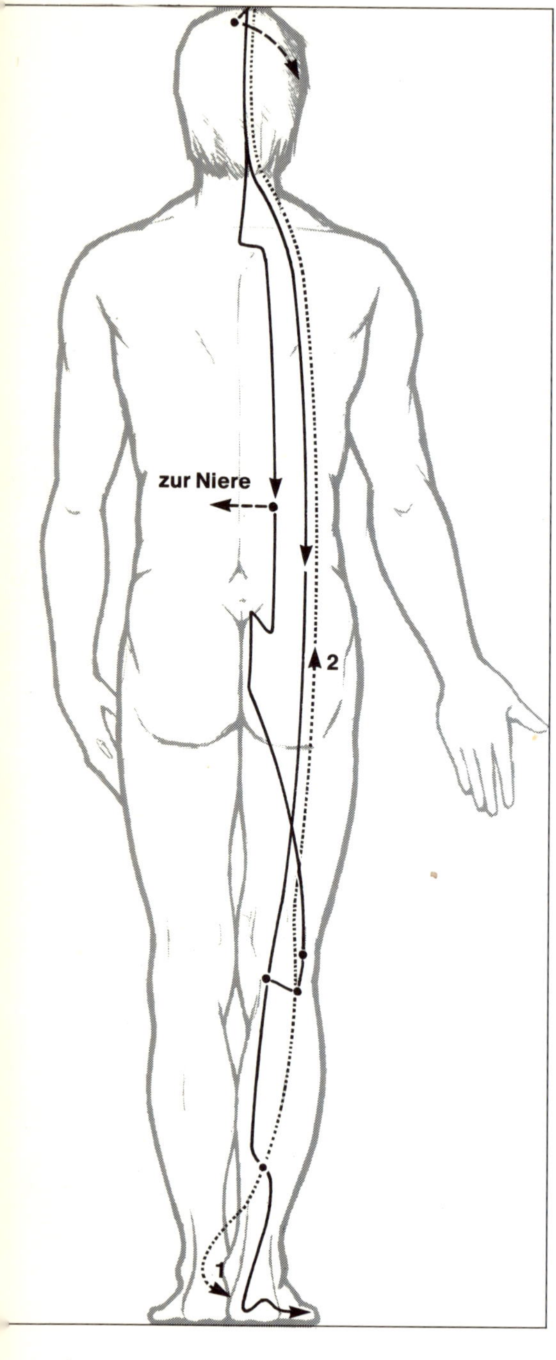

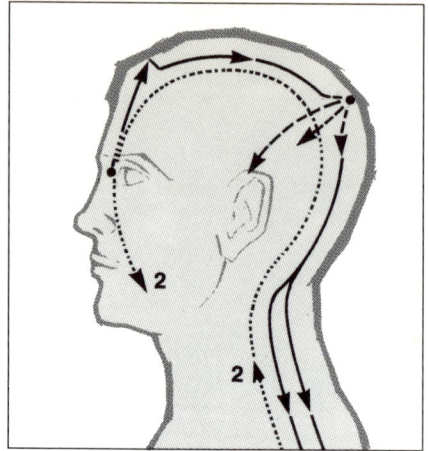

Der Blasen-Meridian.

die Behandlung Schwerhöriger äußerst
wichtig.
Wichtig ist ebenfalls das Gefäß, das von
der Wange aus zum inneren Augenwinkel
zieht und damit Verbindung mit dem Blasen-Meridian aufnimmt.
Das transversale Lo-Gefäß zieht vom Lo-
Punkt am unteren Viertel des Unterarmes
an der Außenseite zum Iünn-Punkt des
Herzens (an der vorderen äußeren Hand-
gelenkseite in der Nähe der Handgelenksfurche).
Das longitudinale Lo-Gefäß führt vom Lo-
Punkt aus in Richtung Außenseite des
Oberarmes am Dünndarm-Meridian bis
zur Schulter. Dann folgt es dem inneren
Ast des Herz-Meridians bis zum Herzen
und dann zum Dünndarm.

7. Der Blasen-Meridian

Er beginnt am inneren Augenwinkel und steigt zur Stirn, wo er zur Mittellinie zieht. Er verästelt sich jedoch wieder, um seitlich abzuzweigen und die Mittellinie wieder am 20. *Tou Mo* zu erreichen, einem Punkt, der auf der Vertikalen zwischen beiden Ohren auf der Mittellinie liegt. Vom 20. Tou Mo aus zieht ein Ast zum Ohr hinunter. Der Hauptast zieht ins Hirn hinein und verästelt sich dort, kommt aber etwas weiter hinten seitlich am Scheitelbein wieder zum Vorschein und zieht den Hinterhals entlang bis zur Ansatzstelle des Nackens, etwa vier Zentimeter von der Mittellinie entfernt. Hier teilt sich der Blasen-Meridian in zwei Äste. Ein Ast zieht zur inneren Schulterblattgrenze und von dort aus über Rücken und Gesäß bis zur Kniekehle. Der andere Ast zieht zum Dornfortsatz des letzten Hals- und ersten Brustwirbels, um dann horizontal bis etwa vier Zentimeter seitlich der Mittellinie nach außen zu verlaufen. Von dort aus führt er parallel der Wirbelsäule bis in die Sakralgegend. Auf Höhe des vierten Kreuzbeinloches zieht der Meridian nach innen und oben bis zum ersten Kreuzbeinloch. Er fließt dann weiter über das Steißbein, seitlich über das Gesäß und dann das Bein hinunter zur Kniekehle, wo er sich wieder mit dem anderen Ast vereinigt. Von der Kniekehle zieht er die Wade entlang zum Fuß, wo er um den äußeren Knöchel zur äußeren Fußseite verläuft und am äußeren Nagelfalzwinkel der kleinen Zehe endet.

Das innere Gefäß fließt vom 23. Blasenpunkt aus (dem Zustimmungspunkt der Blase oder *Iü-Punkt*) auf Höhe des zweiten Lendenwirbels in die Tiefe zur Niere und dann zur Blase. Wie schon erwähnt, gibt es je einen inneren Ast in Nähe des 20. Tou Mo. Der eine dringt in das Gehirn ein, und der andere zieht zum Ohr hinunter. Vom letzten Blasenpunkt aus geht ein

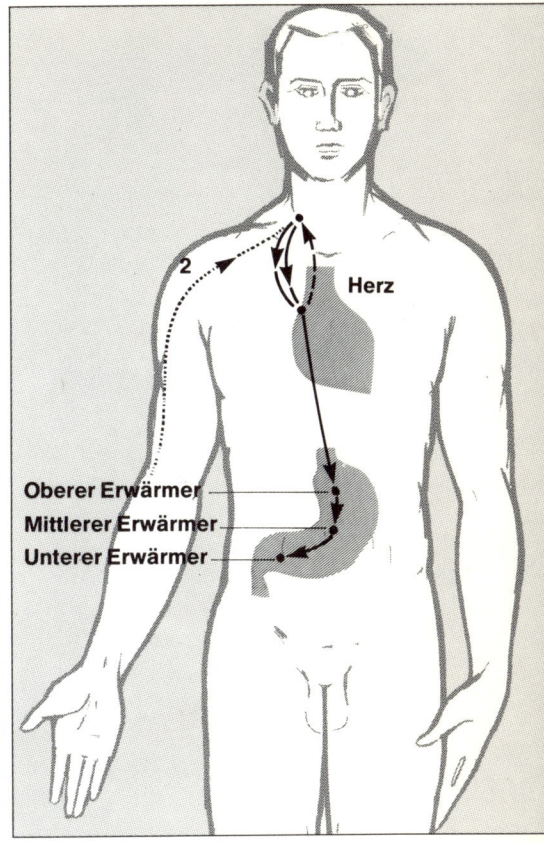

Der Meridian der Drei Erwärmer.

Nebengefäß zum 1. Nierenpunkt, der an der Unterseite des Fußes liegt.

Das transversale Lo-Gefäß zieht vom Lo-Punkt der Blase am Unterschenkel zum Iünn-Punkt der Niere an der inneren Fußknöchelgegend.

Das longitudinale Lo-Gefäß zieht vom Lo-Punkt aus den äußeren Blasenast entlang bis zum inneren Augenwinkel und von dort an der Nasenwurzel entlang bis zum Mund.

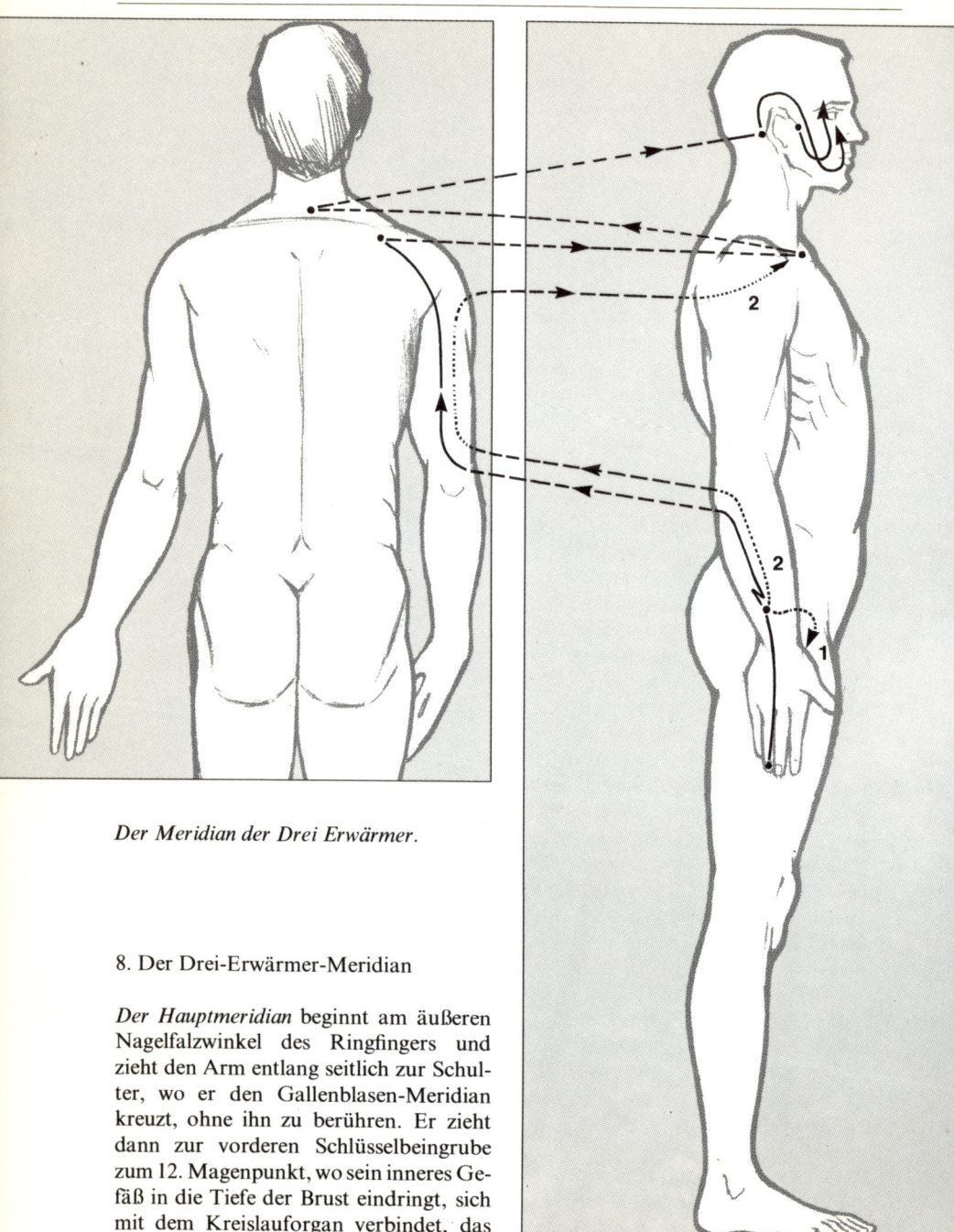

Der Meridian der Drei Erwärmer.

8. Der Drei-Erwärmer-Meridian

Der Hauptmeridian beginnt am äußeren
Nagelfalzwinkel des Ringfingers und
zieht den Arm entlang seitlich zur Schulter, wo er den Gallenblasen-Meridian
kreuzt, ohne ihn zu berühren. Er zieht
dann zur vorderen Schlüsselbeingrube
zum 12. Magenpunkt, wo sein inneres Gefäß in die Tiefe der Brust eindringt, sich
mit dem Kreislauforgan verbindet, das

Zwerchfell durchquert und die Drei Erwärmer am Magen erreicht.

Von der Tiefe der Brustmitte zweigt ein
Gefäß ab und erreicht die vordere Schlüsselbeingrube am 12. Magenpunkt wieder.
Von dort aus zieht der Meridian um den
Hals herum an den Dornfortsatz des untersten Halswirbels. Er steigt dann zum
Warzenfortsatz, umfließt das Ohr mit
einem Ast, der über den Unterkiefer zum
Unterkieferwinkel und von dort wieder
nach oben umbiegt und bis zum Unter-
rand der Augenhöhle zieht. Ein Ast
zweigt hinter dem Ohr auf Höhe des Ohr-
eingangs ab, dringt in dieses ein und
kommt vor dem Ohr wieder an die Oberfläche, um zum Kiefergelenk hinaufzuzie-
hen.

Das innere Gefäß wurde schon beim
Hauptmeridian besprochen.

Das transversale Lo-Gefäß zweigt vom
Lo-Punkt ab, der auf der Unterarmober-
seite etwa zwei Querfinger oberhalb der
Handgelenksfurche in der Mittellinie
liegt. Es fließt um das Daumengrundge-
lenk herum zum Iünn-Punkt des Kreis-
lauf- Meridians in der Mitte der Handgelenksfurche.

Das longitudinale Lo-Gefäß zieht vom Lo-
Punkt aus der Oberseite des Unterarmes
entlang bis an die äußere Schulterseite,
wo es in Richtung Brustmitte verläuft, um
sich dort mit dem Kreislauf-Meridian zu
vereinigen.

9. Der Nieren-Meridian

Er beginnt an der Fuß-Unterseite, umzieht den inneren Knöchel, um dann über
Ferse, Knie und After zur Niere und zur
Blase zu gelangen. An der oberen Scham-
beingrenze, 1,5 Zentimeter von der Mittellinie entfernt, tritt der Meridian wieder
an die Oberfläche, um über den Bauch
und dann über die Brust die untere
Schlüsselbeingrube zu erreichen. Hier

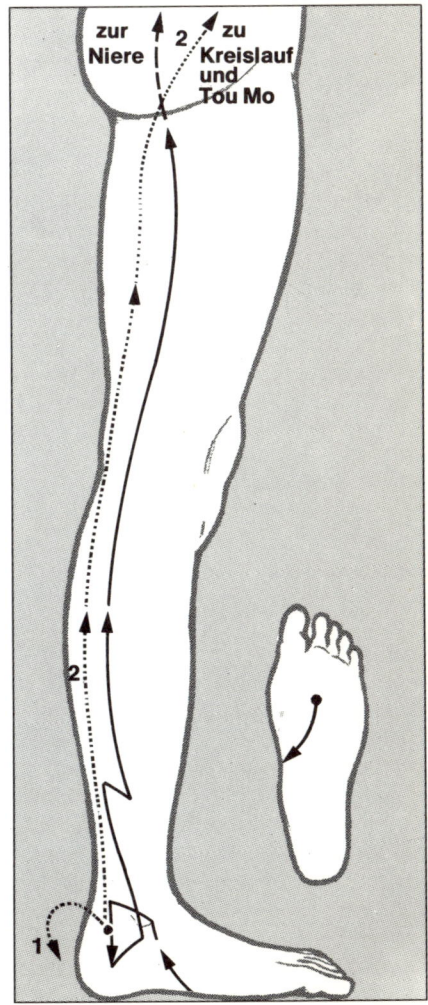

Der Nieren-Meridian.

fließt der Meridian wiederum in der Tiefe, um sich mit dem *Jenn Mo* unterhalb des Kinns zu vereinen. Von da aus gelangt er zur Zungenwurzel.

Ein inneres Gefäß geht von der Niere zur Leber, durchquert dann das Zwerchfell und steigt im Inneren über die Kehle zur Zungenwurzel.

Ein weiteres inneres Gefäß verbindet die Lunge mit dem Herzen und dem Kreislauf-Meridian.

Das innere Gefäß wurde beim Hauptmeridian schon vorweggenommen, weil es dadurch das Verständnis der Flußrichtung des Nieren-Meridians erleichtert.

Das transversale Lo-Gefäß zieht vom Lo-Punkt aus, der an der Hinterseite des inneren Knöchels am Rande des Fersenbeines liegt, zum Iünn-Punkt der Blase, um die Ferse herum an die Außenseite des Fußes.

Das longitudinale Lo-Gefäß zieht vom Lo-Punkt aus parallel zum Hauptmeridian der Niere, wo es ebenfalls in der Brustmitte mit dem Kreislauf-Meridian zusammentrifft und in die Brust eindringt, um dann an der Wirbelsäule auf Höhe des dritten Brustwirbels auf der Mittellinie wieder an die Oberfläche zu gelangen.

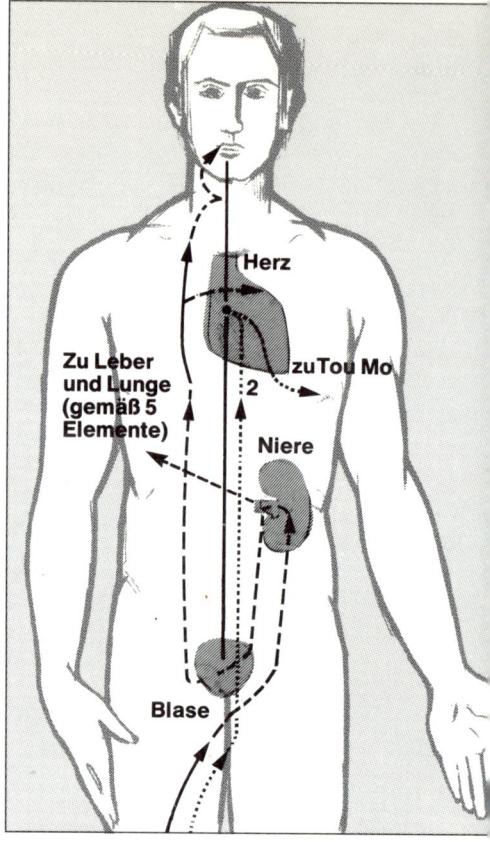

Der Nieren-Meridian.

10. Der Kreislauf-Meridian »Meister des Herzens«

Hauptmeridian. Auch hier sei die Beschreibung des inneren Gefäßes vorweggenommen, weil sie zum besseren Verständnis der Energie des Kreislaufs nötig ist.

Das innere Gefäß des Hauptmeridians beginnt in der Brustmitte, wo er sich mit dem »Meister des Herzens« (Herzbeutel) vereinigt. Es durchquert das Zwerchfell und verzweigt sich an den Drei Erwärmern (diese haben ihren Sitz am Magen). Von der Brustmitte zieht ein Ast bis auf die Seite der Brustwand, etwas neben und

oberhalb der Brustwarze, wo der äußere Anteil des Meridians beginnt und an der Arminnenseite in der Mitte bis zum Mittelfinger zum inneren Nagelfalzwinkel zieht.

Das innere Gefäß des Kreislauf-Meridians »Meister des Herzens« wurde schon beim Hauptmeridian besprochen.

Von der Mitte der Hand aus, an deren Innenseite, geht ein Nebengefäß zum äußeren Nagelfalzwinkel des Ringfingers, um

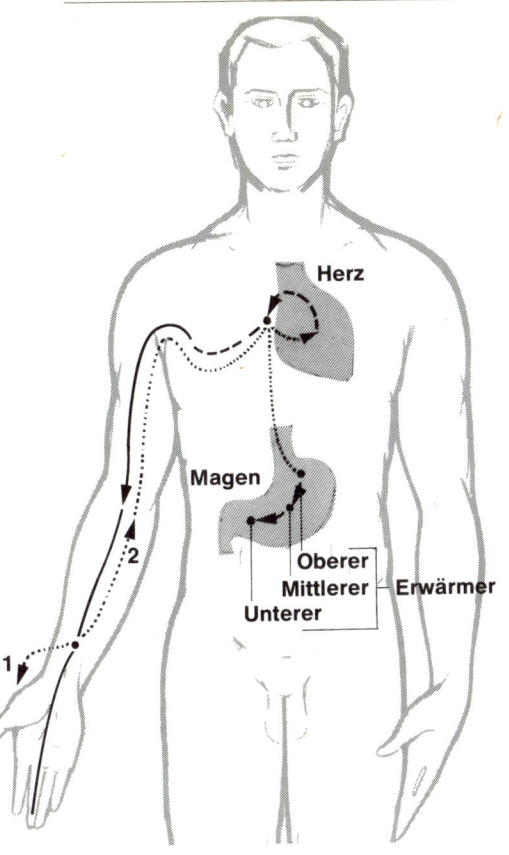

Höhe der Brustmitte, wo er mit dem Kreislauforgan in Kontakt kommt und ebenfalls mit den Drei Erwärmern kommuniziert.

11. Der Gallenblasen-Meridian

Der Hauptmeridian beginnt am äußeren Augenrand mit dem 1. Gallenblasen-Punkt, wo er sich gleich in zwei Äste teilt. Ein Ast zieht hinunter zum Kieferwinkel, um dann den Hals entlang zur oberen Schlüsselbeingrube zu fließen.
Von hier aus dringt er als innerer Ast in den Brustraum ein, durchquert das Zwerchfell, erreicht die Leber und dann die Gallenblase. Von der Gallenblase aus folgt er den unteren falschen Rippen, zieht an der Innenseite des Abdomens bis zur Leistengegend, wo er am 30. Magenpunkt in der Leiste wieder an die Oberfläche tritt. Er zieht um die Genitalien herum und fließt dann horizontal zum 30. Gallenblasenpunkt auf Höhe des Hüftgelenks, wo er sich mit dem äußeren Ast wieder vereinigt.
Der andere Ast fließt vom äußeren Augenwinkel an die Vorderseite des Ohres, umzieht in einer gezackten Linie das Ohr bis in die Nähe des Warzenfortsatzes, wo er wieder nach oben dringt in die Richtung der Schläfe und von dort aus parallel zum Blasen-Meridian wieder zur Nackengegend. Vom Nacken aus geht er zum Dornfortsatz des untersten Halswirbels. Von hier verläuft er horizontal durch die Schultergegend quer nach vorn zum 12. Magenpunkt in der oberen Schlüsselbeingrube. Dann zieht er an der äußeren Brustwand seitlich nach unten, umläuft die Hüfte und fließt dann zum Steißbein hinunter, wo er den 1. Tou Mo-Punkt berührt. Er geht dann horizontal um das Gesäß bis zur Gegend des Hüftgelenks, wo er sich mit dem inneren Ast vereinigt und an der Außenseite des Oberschenkels

Der Kreislauf-Meridian.

dort mit dem Meridian der Drei Erwärmer Verbindung aufzunehmen.
Das transversale Lo-Gefäß geht vom Lo-Punkt aus, der etwa zwei Querfinger oberhalb der Handgelenksfurche am Vorderarm, an dessen Innenseite, liegt, über die Arminnenseite zum Iünn-Punkt der Drei Erwärmer am Rücken des Unterarmes.
Das longitudinale Lo-Gefäß zieht vom Lo-Punkt aus an dem Kreislauf-Hauptmeridian entlang bis zu dessen Zentrum in

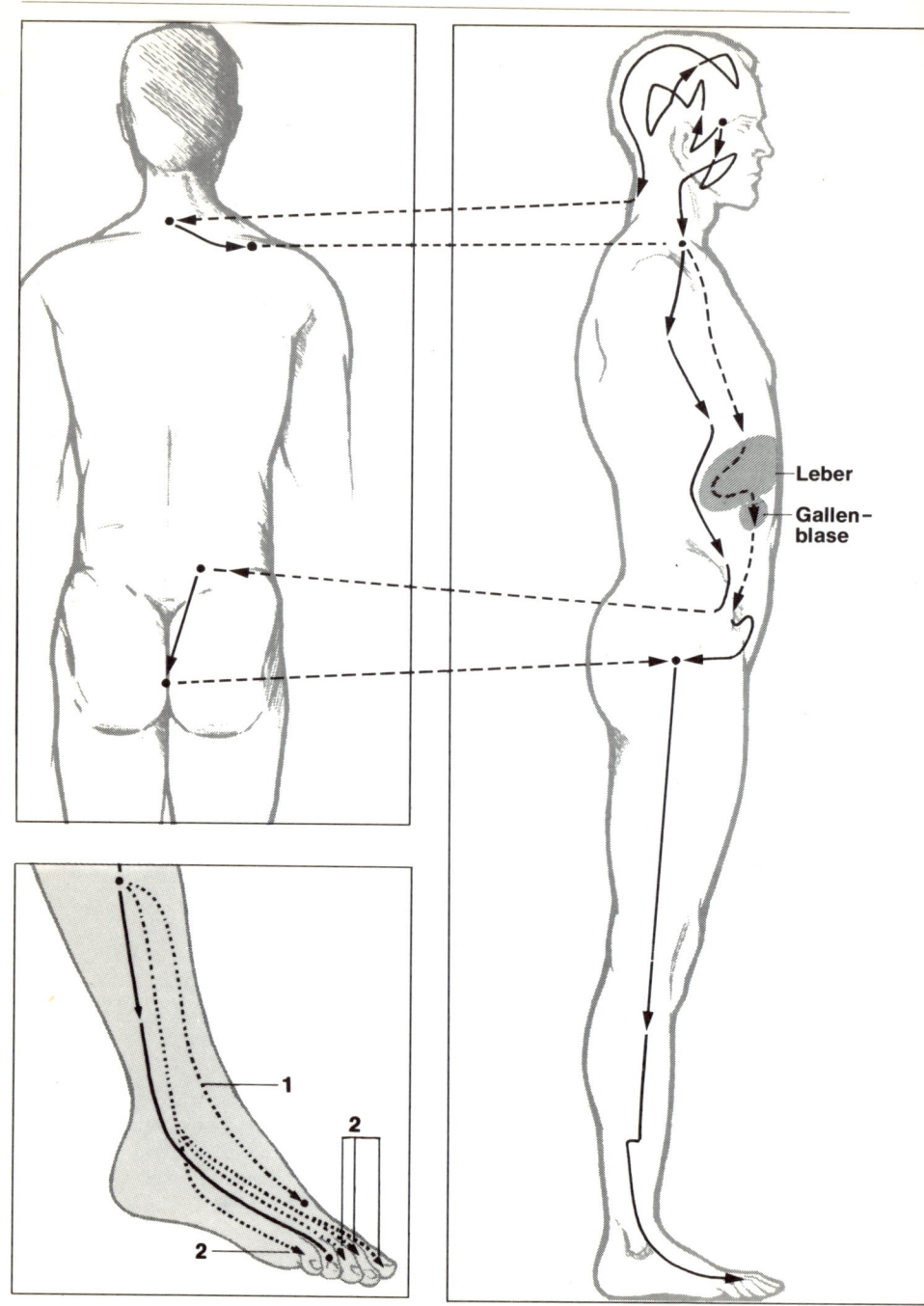

Leber

Gallen-
blase

1

2

2

2

Der Gallenblasen-Meridian.

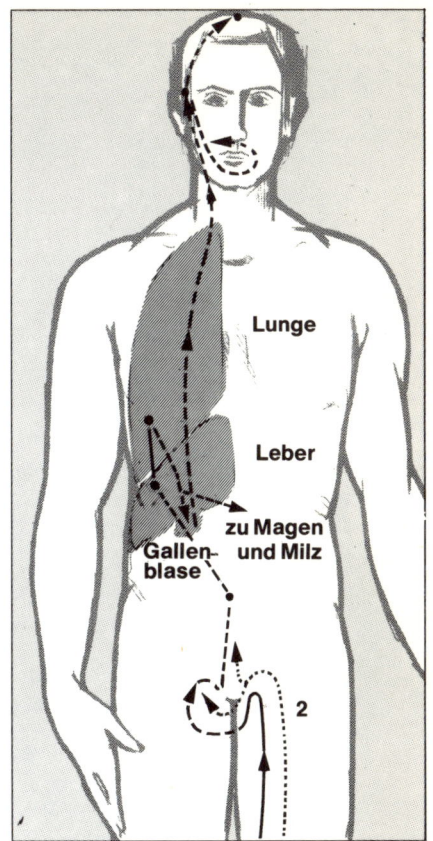

Der Leber-Meridian.

zum Fuß hinunterzieht. Am Fuß führt der Gallenblasen-Meridian vor dem äußeren Knöchel über den Fußrücken zur vierten Zehe an deren äußeren Nagelfalzwinkel. Auf Höhe des Mittelfußes geht ein Verbindungsgefäß an den äußeren Nagelfalzwinkel der großen Zehe und nimmt dort Verbindung mit dem Leber-Meridian auf. *Das innere Gefäß* wurde im Zusammenhang mit dem Hauptmeridian beschrieben.

Das transversale Lo-Gefäß zieht vom Lo-Punkt etwa fünf Querfinger oberhalb des äußeren Knöchels, an der Unterschenkel-Außenseite und in dessen Mitte gelegen, zum Iünn-Punkt der Leber, der in der Gabel liegt, die zwischen Mittelfußknochen eins und zwei gebildet wird.

Das longitudinale Lo-Gefäß zieht, wie dasjenige der Lunge, nicht direkt zum Organ, sondern bildet mit diesem zusammen eine Ausnahme, indem es zum Leber-Meridian zieht. Gleichzeitig verästelt sich dieses longitudinale Lo-Gefäß auf dem gesamten Fußrücken, was für gewisse Schmerzzustände in dieser Körperregion eine große Bedeutung hat.

12. Der Leber-Meridian

Der Hauptmeridian beginnt am äußeren Nagelfalzwinkel der großen Zehe und folgt dem Fußrücken, zieht vor dem inneren Knöchel hindurch an die Unterschenkel-Innenseite. Er kreuzt den Milz-Meridian und erreicht am inneren Ende der Kniefalte den 8. Leberpunkt. Von hier aus zieht er quer durch die Innenseite des Oberschenkels nach vorn und erreicht die Leistengegend im 12. Leberpunkt. Sein weiterer Verlauf führt durch die Geschlechtsorgane, die Schamgegend und auf der Mittellinie des Abdomens entlang bis etwa vier Querfinger oberhalb des Schambeins in der Tiefe nach oben. Von

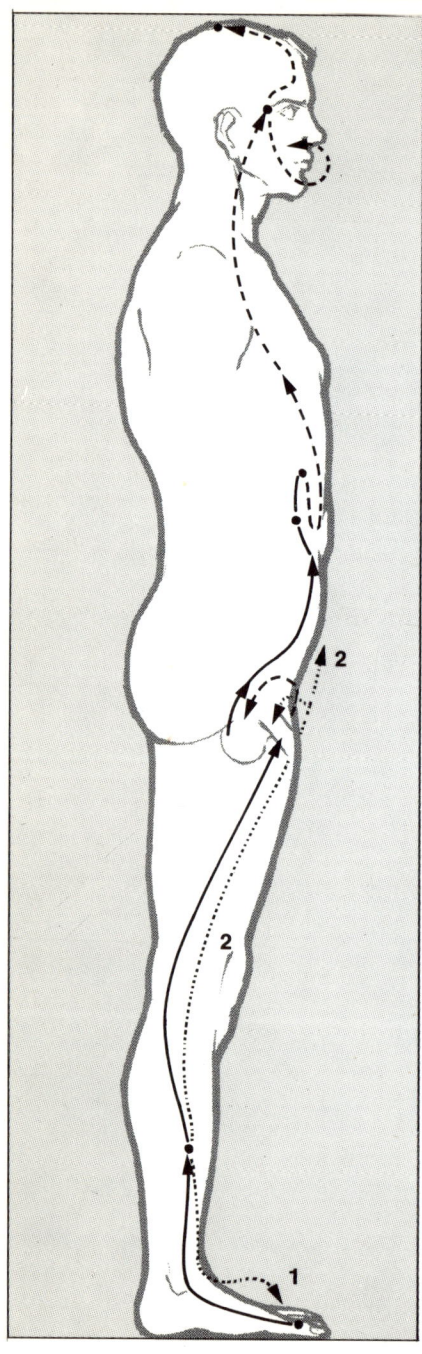

Der Leber-Meridian (links).
Beispiel eines tendino-muskulären Meridians (Milz).
——————— *Hauptgefäß*
·········· *Nebengefäß*
– – – – – *Inneres Gefäß*

hier aus (5. Jenn Mo) durchquert er schräg die Bauchwand und erreicht den freien Rand der elften Rippe, wo er in die Tiefe dringt und zunächst mit der Gallenblase und dann mit der Leber eine Verbindung eingeht. Er tritt dann im siebten Zwischenrippenraum etwas außerhalb der Brustlinie als letzter (14.) Leberpunkt wieder an die Oberfläche und bildet dort den sogenannten *Herolds- oder Mo-Punkt* der Leber.

Das innere Gefäß durchquert von der Leber aus das Zwerchfell, verzweigt sich an den Rippen, zieht in der hinteren Schlundwand nach oben und erreicht den Kiefer. Vom Kiefer aus steigt es zum Augeninnern und erscheint an der Stirn an der Oberfläche. Von der Stirn aus verläuft es zum 20. Tou Mo auf der Mittellinie des Kopfes. Vom Innern des Auges verläßt ein Gefäß das Auge zur Wange hinunter und zieht dann um die Lippen herum.

Von der Leber aus geht ein Gefäß durch das Zwerchfell und dringt in die Lungen ein, um sich dann mit dem Hauptmeridian der Lunge zu vereinigen.

Das transversale Lo-Gefäß geht vom Lo-Punkt der Leber, der ungefähr auf der Mitte des Unterschenkels auf dem Leber-Meridian liegt, ab und zieht zum Iünn-Punkt der Gallenblase am vorderen äußeren Knöchelrand hin.

Das longitudinale Lo-Gefäß fließt vom Lo-Punkt der Leber aus parallel zum Leber-

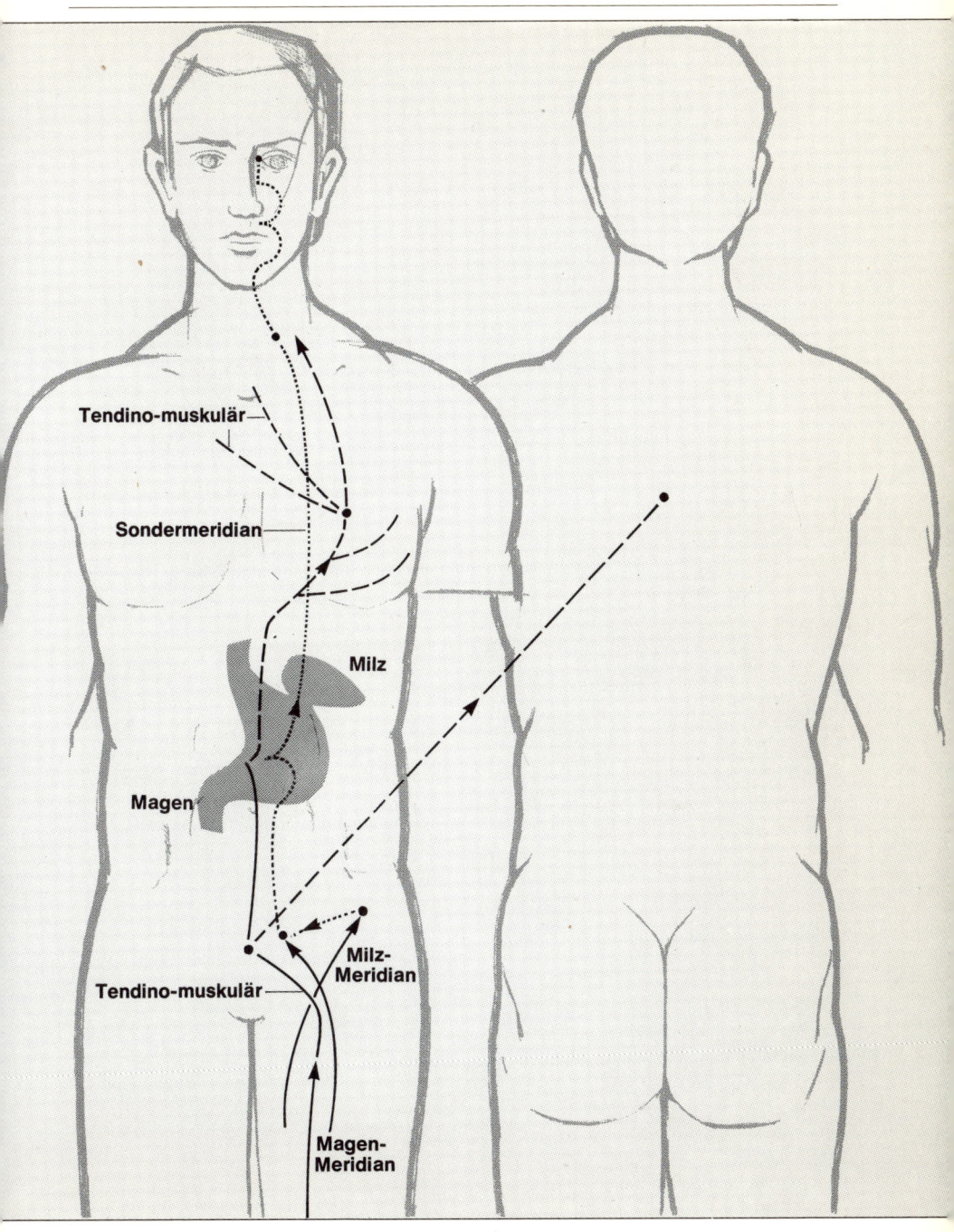

Tendino-muskulär

Sondermeridian

Milz

Magen

Milz-
Meridian

Tendino-muskulär

Magen-
Meridian

Meridian bis zu den Genitalien, wo es sich verästelt.

Die tendino-muskulären Meridiane

Von den Finger- und Zehenspitzen aus führen besondere Energieleitungen arm- und beinaufwärts. Ihr Quellpunkt ist der Anfangs- und Endpunkt ihres Hauptmeridians: der *Tsing-Punkt,* erster Antiker Punkt. Die *Muskel- und Sehnenmeridiane* führen zuerst von den Extremitäten über die Gelenke: Handgelenk, Ellbogen, Schulter oder bei den unteren Leitungen über Fußknöchel, Knie und Hüftgelenk. So versorgen sie die Muskeln und Sehnen mit Wei-Energie, zum Beispiel der tendino-muskuläre Meridian der Milz, der einen atypischen Ast nach hinten zum fünften Brustwirbel hat. Darauf strömen sie in zahllosen kleinen Verzweigungen über die Brust, den Rücken und den Kopf. Jeder tendino-muskuläre Meridian gehört einem Hauptmeridian an. Am Fuß und an der Hand zirkulieren je drei Yang-Meridiane und drei Inn-Meridiane (siehe allgemeine Meridiantafeln). Es gibt also auch am Fuß und an der Hand je drei tendino-muskuläre Inn-Meridiane und drei tendino-muskuläre Yang-Meridiane. Im Gegensatz zu den Hauptmeridianen, die bald aufwärts, bald abwärts strömen, zirkulieren die tendino-muskulären Meridiane immer aufwärts: eine Energieverteilungsfunktion der Muskel- und Sehnengewebe.
Die drei Inn- und die drei Yang-Meridiane der Muskeln und Sehnen am Fuß und an der Hand strömen an bestimmten Punkten zusammen: die drei Yang-Meridiane des Fußes in der Gegend des Wangenknochens; die drei Inn-Meridiane des Fußes oberhalb des Schambeines; die drei Yang-Meridiane der Hand an den Schädelseiten; die drei Inn-Meridiane der Hand an den Thoraxseiten.

Die Yang- und Inn-Meridianpaare in Beziehung zu den Wunderorganen Tou Mo und Jenn Mo.

Die Chinesen nennen die Struktur »Verbindung der drei Yang und der drei Inn«. Sie funktioniert als Gegenstück zu den anderen Meridiankoppelungen, die immer eine Yang-Leitung mit einer Inn-Leitung und umgekehrt verknüpfen. An dieser Struktur wird deutlich, wie subtil das Energiesystem ausbalanciert ist. Jede Organisationstendenz wird durch eine Gegenstruktur neutralisiert. So wird die Harmonie im Energiekreislauf des Menschen gewährleistet. Wie in jedem komplizierten und eng verkoppelten System ist die Harmonie leicht zu stören, und ein kleiner Anlaß genügt, um Änderungen hervorzurufen, deren Folgen wegen der Komplexität des Ganzen um so schwieriger zu analysieren sind.
Die Störungen der tendino-muskulären Meridiane sind oberflächlich; denn diese Energieleitungen führen nicht durch die Organe. Es handelt sich vorwiegend um Krankheiten aus kosmopathogener Energie. An ihnen werden oft lokale Punkturen durchgeführt, Punkturen also der schmerzhaften Punkte – eine der einfachsten Anwendungsmöglichkeiten der Akupunktur. Deshalb rät man den Anfängern, ihre Praxis mit tendino-muskulären Meridianen zu beginnen. Die häufigsten klinischen Formen sind Muskelstarren längs des Meridianverlaufs, lokale Lähmungen und Bewegungsschwierigkeiten, Gesichtsneuralgien, Gelenkschmerzen, Mundverzerrungen. Also Störungen im Muskel- und Sehnenbereich.

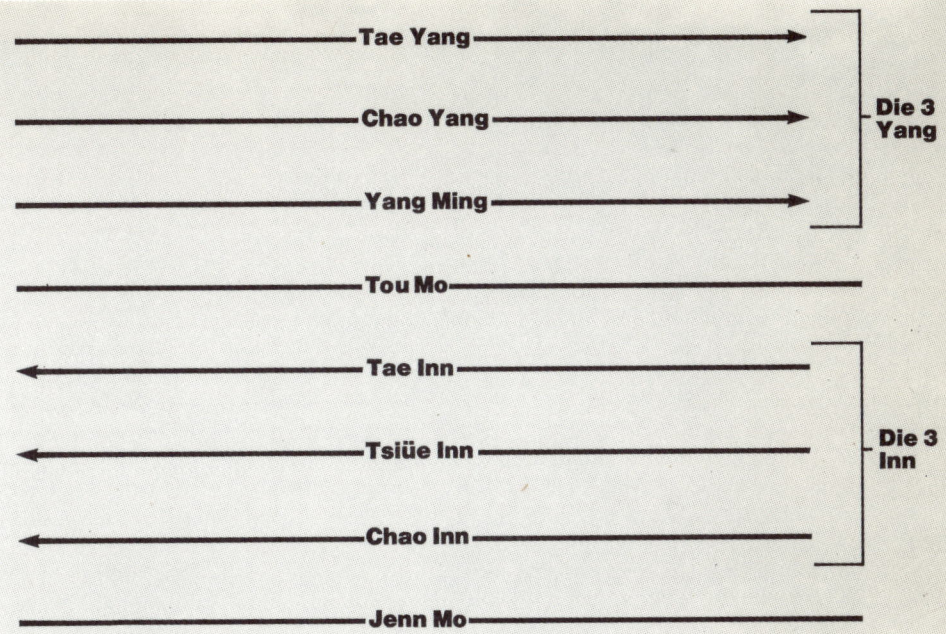

Die Sondermeridiane

Als zusätzliche Verbindungsleitungen, die von zwei homologen Hauptmeridianen gebildet werden, funktionieren die *Sondermeridiane*. Sie wurden so getauft, weil sie anders sind als die anderen Nebenmeridiane. Sie haben ihre eigenen Durchflußgebiete. Zwischen Inn- und Yang-Meridianen stellen sie Sonderverbindungen her. Diese Koppelungen bestehen als Vervollständigung der Inn-Yang- Verbindungen an Händen und Füßen einerseits, zwischen Organen andererseits. Wo diese Zusatzverbindungen stattfinden, zeigt die folgende Tafel:

Sondermeridianpaare Name des entsprechenden Hauptmeridians	Vereinigungszone	
	Untere	Obere
Blase – Nieren	Kniekehle	Nacken
Gallenblase – Leber	Schambein	äußerer Augenwinkel
Magen – Milz	Leistengegend	innerer Augenwinkel
Dünndarm – Herz	seitliche Achselgegend	innerer Augenwinkel
Drei Erwärmer – Kreislauf	seitliche Achselgegend	Warzenfortsatz
Dickdarm – Lungen	Schulterblatt–Schultergelenk	Hals seitlich

Die Sondermeridiane unterstützen die Hauptmeridiane in ihrer Funktion besonders dort, wo diese keine Energieleitungen haben. Der Globalverlauf der Sondermeridiane: von den Hauptgelenken aus ins Abdomen oder in die Brust, dann an den Hals oder Nacken, von wo aus sie sich ausschließlich in die Yang-Meridiane im Kopfbereich ergießen.

Eine Funktion der Sondermeridiane ist besonders wichtig: Im Kopf zirkulieren nur Yang-Hauptmeridiane. Der Kopf ist vorwiegend Yang-Zone. Vorwiegend, denn auch dort, wo Yang vorherrscht, muß immer ein Teil Inn vorhanden sein. Sonst wäre kein Leben möglich. Würde nur Yang-Energie im Kopf zirkulieren, so wäre dieser nicht funktionsfähig. Die Inn-Sondermeridiane bringen Inn-Energie in den Kopf.

Bis jetzt haben wir vorwiegend symmetrische und laterale Energieleitungen beschrieben. Die Hauptmeridiane funktionieren paarweise – was topographisch für eine Körperseite gilt, gilt auch für die andere. Irgendwie fehlt noch das Zentrum, das »Rückgrat« des Systems. Muß es nicht zentrale Energieleitungen geben, die die verschiedenen Seitenströmungen koordinieren? Derartige Energieleitungen kennt die chinesische Medizin unter dem Namen *Wundermeridiane.*

Die Wundermeridiane

Diese Meridiane sollen nicht Wunder wirken – Wunder gibt es in keiner seriösen Medizin –, die Bezeichnung soll den Gegensatz zu den Hauptmeridianen betonen. Sie sind »wundersam«, eigentümlich, weil sie nicht die Inn-Yang-Verbindungen der Hauptmeridiane haben, sondern die Wunderorgane mit *ancestraler oder Urenergie* versorgen. Die ancestrale Energie bewirkt als in den Chromosomen befindliche Erbenergie die Entwicklung des Kindes, seine Pubertät und bei Aufbrauchen dieser ancestralen Energie den Tod des Menschen. Diese ancestrale Energie erhält gewissermaßen das ganze Leben lang die Energiepotentiale des Menschen, indem sie die Produktion der anderen Energien, unter anderem Yong und Wei, erlaubt und sogar unterhält. Die ancestrale Energie kann nicht frisch fabriziert werden. Ist sie einmal stark dezimiert, so naht das Lebensende.

Damit haben wir im Prinzip die ancestrale oder reine Erdenergie, die Energie aus dem Himmel, die durch die Atmung in den Körper eindringt, und die Energie der Erde, die durch die Ernährung eingenommen wird.

Die psychischen Funktionen, die mit der seelischen Energie gekoppelt sind, offenbaren sich durch das Denken und durch das Bewußtsein. Die psychischen Energien werden durch die ancestrale Energie und durch die reine Energie aus der Nahrung hergestellt.

Die ancestrale Energie hat zahlreiche Funktionen. Einerseits ist sie die Energie, die die sogenannten Wunderorgane ernährt, ähnlich wie die Yong-Energie die Hohlorgane und die Speicherorgane ernährt. Andererseits aber wirkt die ancestrale Energie ebenfalls in der Abwehr mit und unterstützt damit die Funktion der Wei-Energie. Diese Doppelfunktion, die einerseits dem Yang entspricht, andererseits aber dem Inn, hat der ancestralen Energie zum Namen Wunderenergie verholfen. Es gibt mehrere Autoren, welche die ancestrale Energie mit Hormonen vergleichen, die in das gesamte Stoffwechselgeschehen eingreifen und größtenteils in der Nebenniere produziert werden. Die Abwehrkraft und die Lebenskraft eines jeden Organismus hängen also von seiner vererbten Vorbestimmung durch ancestrale Energie ab.

Der Begriff und das Bestehen einer ancestralen Energie erlauben demgemäß die

Existenz sogenannter Krankheiten aus Erbschwäche. Hierzu gehören aber auch zahlreiche chronische Erkrankungen, die durch verminderte Abwehrkraft, das heißt durch verminderte Wei-Energie, bedingt sind. Dabei ist die Wei-Energie genetisch geschwächt und löst daher indirekt die chronische Erkrankung aus.

Die Wunderorgane

Die *Wunderorgane* haben einerseits eine Funktion, die mit derjenigen der Inn-Organe (Speichern) vergleichbar ist; andererseits aber entspricht ihr Aufbau den Yang-Organen. Es gibt fünf Wunderorgane:
Hirn und Rückenmark
Sexualorgane
Knochensystem
Leber – Gallensystem
Blutzirkulation.
In den europäischen Akupunktursystemen fehlen diese Organe – der Mensch sollte ohne sie leben können. Kein Wunder, daß eine solche Wissenschaft lächerlich wirken mußte und daß die Fakultäten nicht bereit waren, ihr einen Lehrstuhl einzuräumen.
Die Wundermeridiane koordinieren diese Systeme und beliefern sie mit ancestraler oder Erbenergie. Es ist bezeichnend, daß die zentralen Energieleitungen die chromosomale Energie befördern. Zur Erinnerung: Diese Energie kann weder erneuert noch vermehrt werden, ihr Versiegen bedeutet den Tod. Sie ist als kostbares Fluidum zu wahren – in der römischen Mythologie sind es die Parzen, die den Lebensfaden weben. Die ancestrale Energie der alten Chinesen hatte eine ähnlich schicksalhafte Bedeutung. Nur war es mehr als Mythologie: Auch noch in der modernen Akupunkturpraxis wird die Rolle der ancestralen Energie immer wieder manifest: Sie bestimmt die energe-

tische Konstitution des Menschen – ob eine Person energiestark oder energiearm ist. Je nachdem muß die Behandlung orientiert werden.
Im chinesischen Energiesystem gibt es acht Wundermeridiane. Die Namen sprechen für sich:
Tou Mo: Mo bedeutet jedesmal Gefäß, Energieleitung. Tou heißt »befehlen, regieren«. Der »Gouverneur« fließt die Mittellinie des Rückens entlang. Der Rücken ist Yang im Gegensatz zum Bauch (Inn). So ist der Gouverneur die zentrale Energieleitung des Yang. Die Chinesen haben ihn getauft »Meer der Yang-Meridiane«. Die gesamte Yang-Energie des Körpers mündet in dieses »Meer« ein.
Jenn Mo: Jenn heißt »Verantwortung, Direktionsrolle«. Der »Direktor« bildet das Gegenstück zum »Gouverneur«. Er folgt der vorderen Mittellinie des Körpers, also direkt über Brust und Bauch, genau in der Körpermitte. Im Gegensatz zum Tou Mo ist er »das Meer aller Inn-Meridiane«, dasjenige zentrale Energiegefäß, das die gesamte Inn-Energie koordiniert.
Tchong Mo: Tchong bedeutet »strategische Punkte«. Das Tchong-Gefäß verbindet so energiestrategisch wichtige Punkte, und zwar des Nieren-Meridians. Der Nieren-Meridian strömt ziemlich tief unter der Haut. Das Strategiegefäß verbindet seine wichtigen Punkte an der Oberfläche.
Keo Mo: das »Fersengefäß«. Keo bedeutet sowohl »Ferse wie Kraft, Beweglichkeit«. Es gibt zwei Keo Mo: Inn-Keo-Mo, am inneren Fußknöchel (Inn) und: Yang-Keo-Mo, am äußeren Fußknöchel (Yang) beginnend. Beide führen den Körper empor bis zu den inneren Augenwinkeln. Es sind die Energieleitungen, die »den Fersen Kraft geben«. Sie koordinieren die Bewegungen des Körpers.
Wei Mo: das »Kommunikationsgefäß«. Wei heißt »verbinden, verknüpfen, koor-

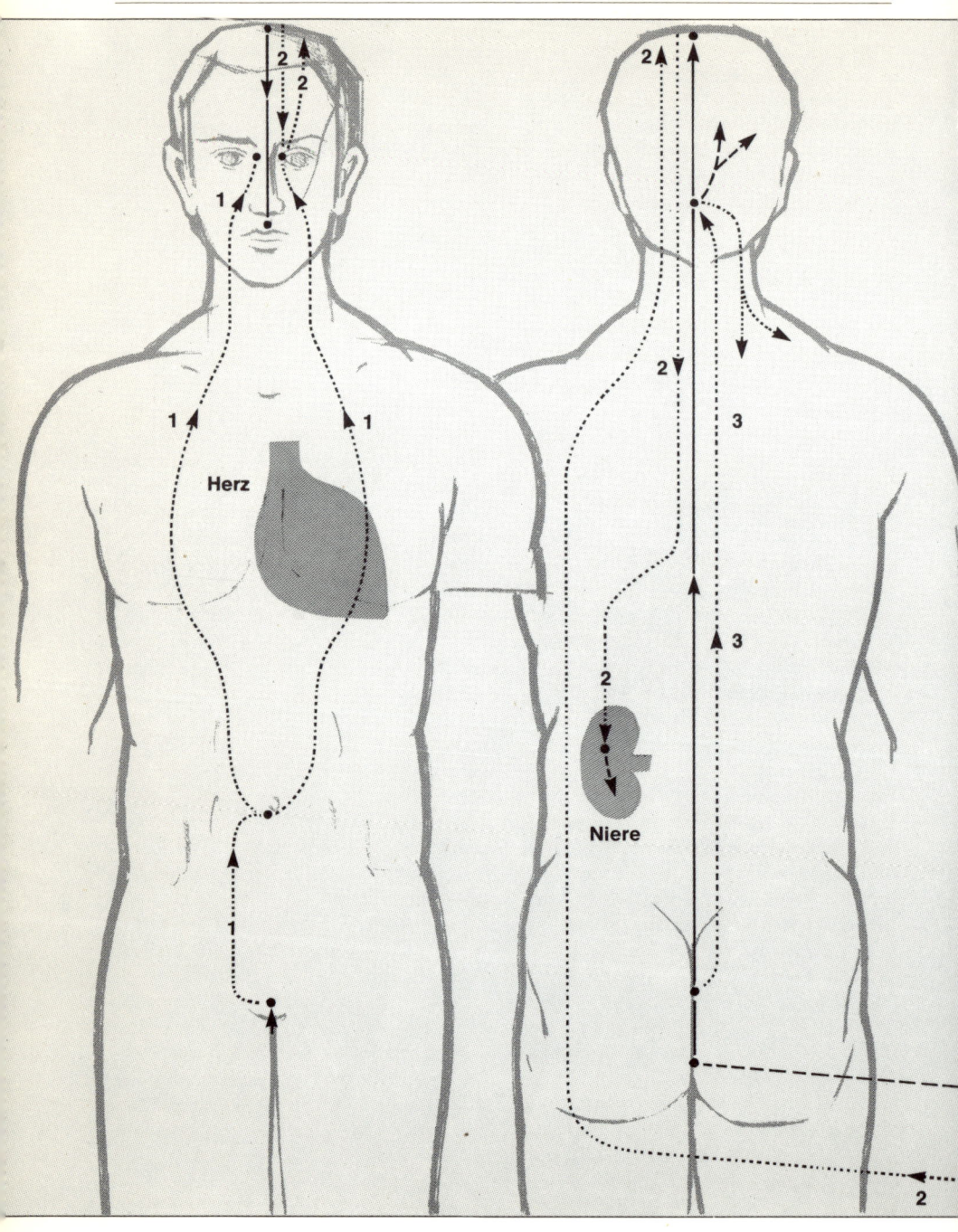

Herz

Niere

dinieren«. Der Meridian Inn-Wei-Mo koordiniert die Inn-Meridiane. Er verbindet die drei Inn-Segmente des Körpers. Die Energieleitung Yang-Wei-Mo verknüpft die Yang-Segmente.

Tae Mo: das »Gürtelgefäß«. Es ist eine Energieleitung, die in Taillenhöhe den Körper wie ein Gürtel umgibt. So umfaßt es alle Hauptmeridiane außer dem Blasen-Meridian, der in der Schichtung außerhalb liegt, und dem Leber-Meridian, der, in der Tiefe fließend, dem Einfluß des Tae Mo entgeht. Die Hauptmeridiane bilden somit eine Art Bündel, die vom Tae Mo »kommandiert« und umgeben werden. »Gouverneur«, »Direktor«, Kommunikationsmeridian – die Bezeichnungen sind eindeutig. Die Wundermeridiane erfüllen eine Koordinationsfunktion im Energiesystem. Sie arbeiten als ein Sicherheitsventil für gestaute Yang- oder Inn-Energie. Das ist nur eine ihrer Funktionen oder ein Aspekt ihrer zentralen

Der Wundermeridian Tou Mo (links).
——————— *Hauptgefäß*
. . . . *Nebengefäß*
– – – – – *Inneres Gefäß*
. . . . . . *1* . . . . *Vorderes Gefäß*
. . . . . . *2* . . . . *Hinteres Gefäß*
. . . . . . *3* . . . . *Lo-Gefäß*

Der Wundermeridian Jenn Mo.

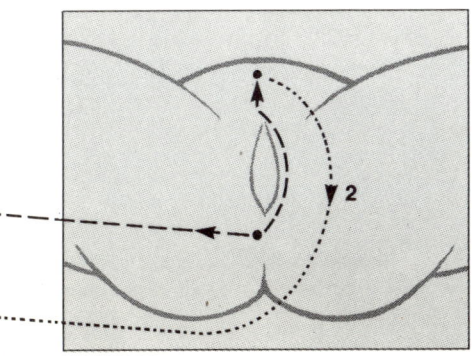

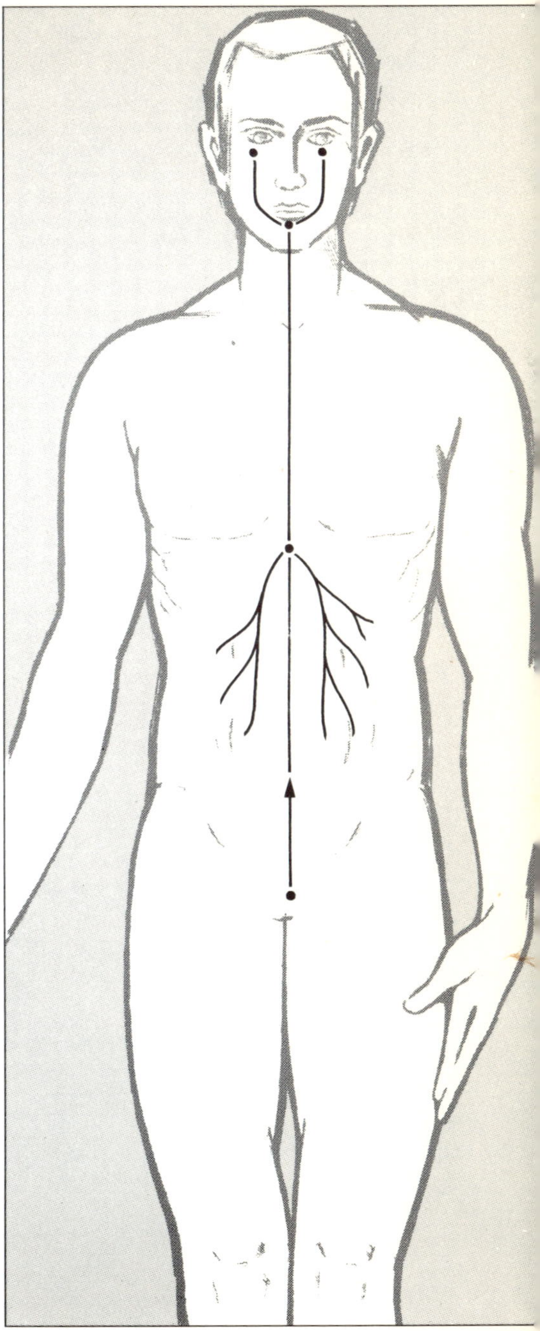

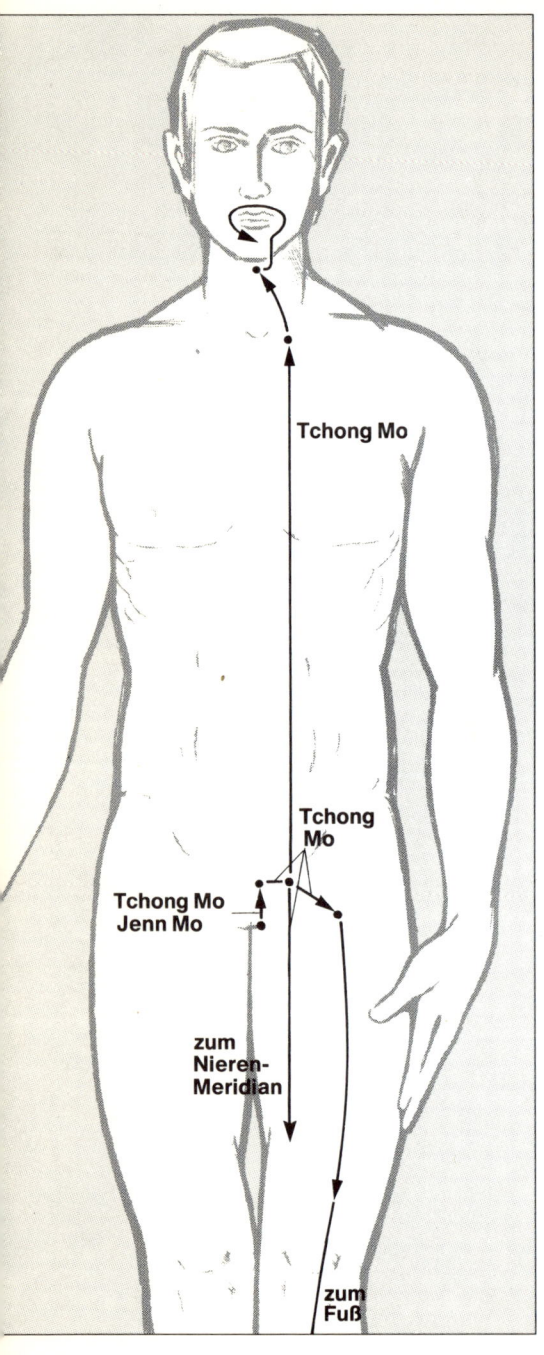

Tchong Mo

Tchong
Mo

Tchong Mo
Jenn Mo

zum
Nieren-
Meridian

zum
Fuß

Rolle. Sie transportieren außerdem die Erbenergie. Diese ist in den Nebennieren lokalisiert. Die Wundermeridiane bringen sie bis in die Wunderorgane (Hirn, Rückenmark, Leber-Gallenblasensystem, Blutzirkulation, Knochensystem). Die ancestrale Energie kommt aus den Nieren beziehungsweise den Nebennieren. Sie hat eigene Wege, über welche sie sich im Körper verteilt und über welche sie die Wunderorgane erreicht. Nachdem wir festgestellt haben, daß die Wunderenergie der Abwehrenergie Hilfe leistet, muß sie an die Körperoberfläche fließen, um sich dort in den Kapillaren bis unter die Haut verzweigen zu können. Die Wundermeridiane stellen diese Verbindungen her und schließen den Kreislauf zur Niere. Die ancestrale Energie fließt von den Nieren in die Wundermeridiane, von dort aus über Sekundärgefäße der Wundermeridiane und verzweigt sich in den Kapillaren dieser Nebengefäße bis unter die Haut, in die Muskulatur und ins Knochengewebe. Dann tritt die Urenergie in die Hauptmeridiane ein und benutzt hier ebenfalls die Tsing- und Iü-Punkte genauso wie die Wei-Energie. In den Hauptmeridianen zirkuliert die ancestrale Energie bis zu einem bestimmten Punkt, der *Schlüssel-* oder *Kardinalpunkt* genannt wird, und tritt von hier aus in den Wundermeridian ein, um zur Niere oder zum Organ zurückgeführt zu werden. Dadurch entsteht der Kreislauf der ancestralen Energie.

Der Wundermeridian Tchong Mo (links).
Der Wundermeridian Tae Mo (Mitte).
Die Wundermeridiane mit ihren Verbindungspunkten zu den Hauptmeridianen.

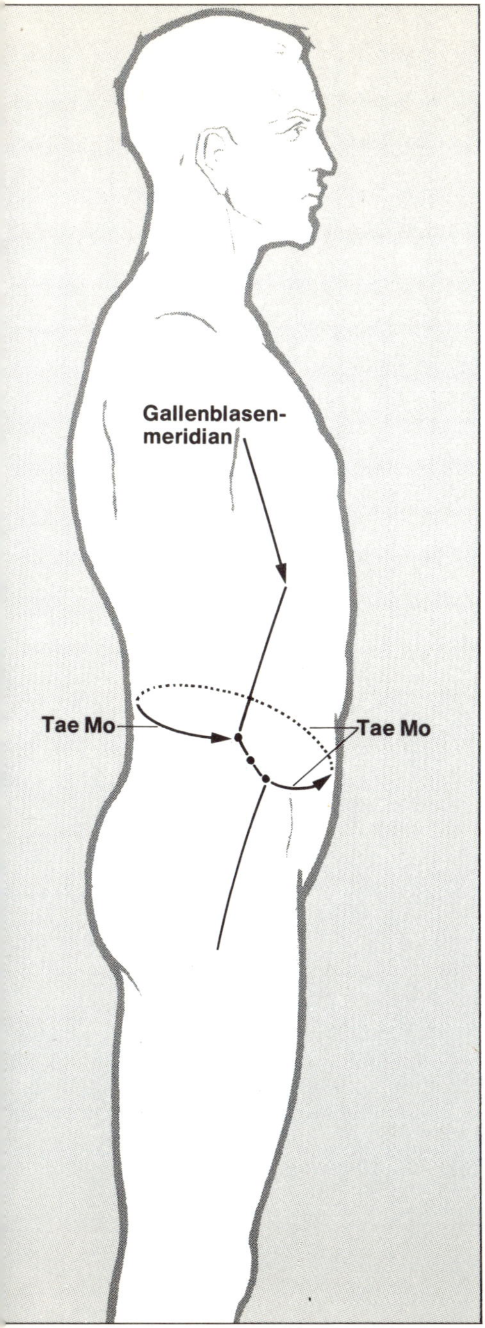

Gallenblasen-
meridian

Tae Mo

Tae Mo

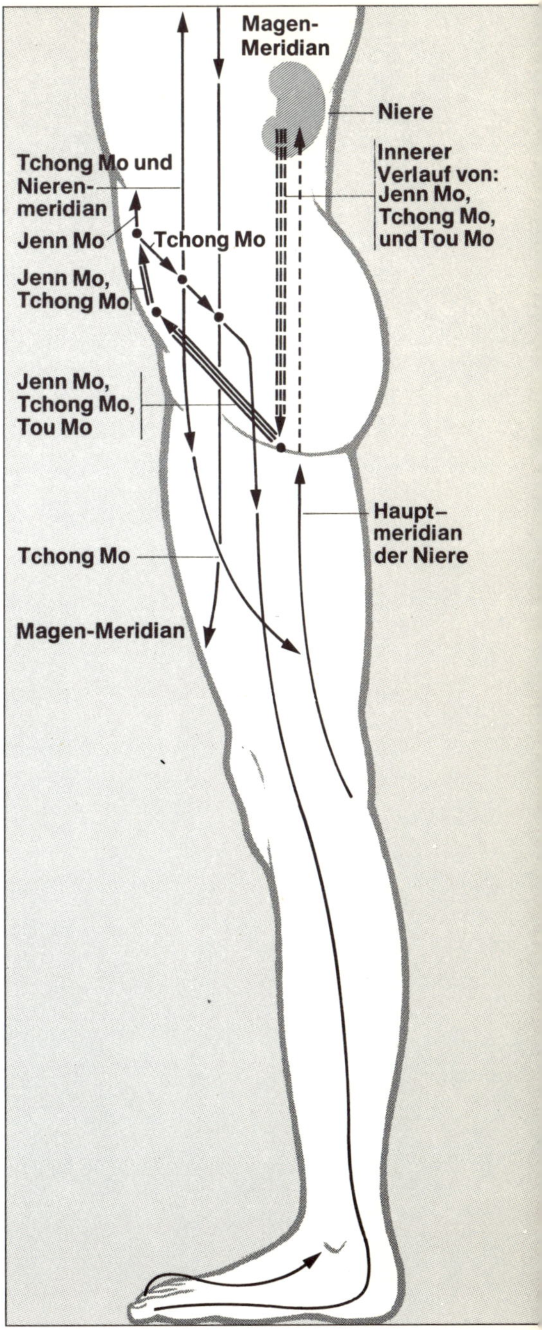

Magen-
Meridian

Niere

Tchong Mo und
Nieren-
meridian

Innerer
Verlauf von:
Jenn Mo,
Tchong Mo,
und Tou Mo

Jenn Mo

Tchong Mo

Jenn Mo,
Tchong Mo

Jenn Mo,
Tchong Mo,
Tou Mo

Haupt-
meridian
der Niere

Tchong Mo

Magen-Meridian

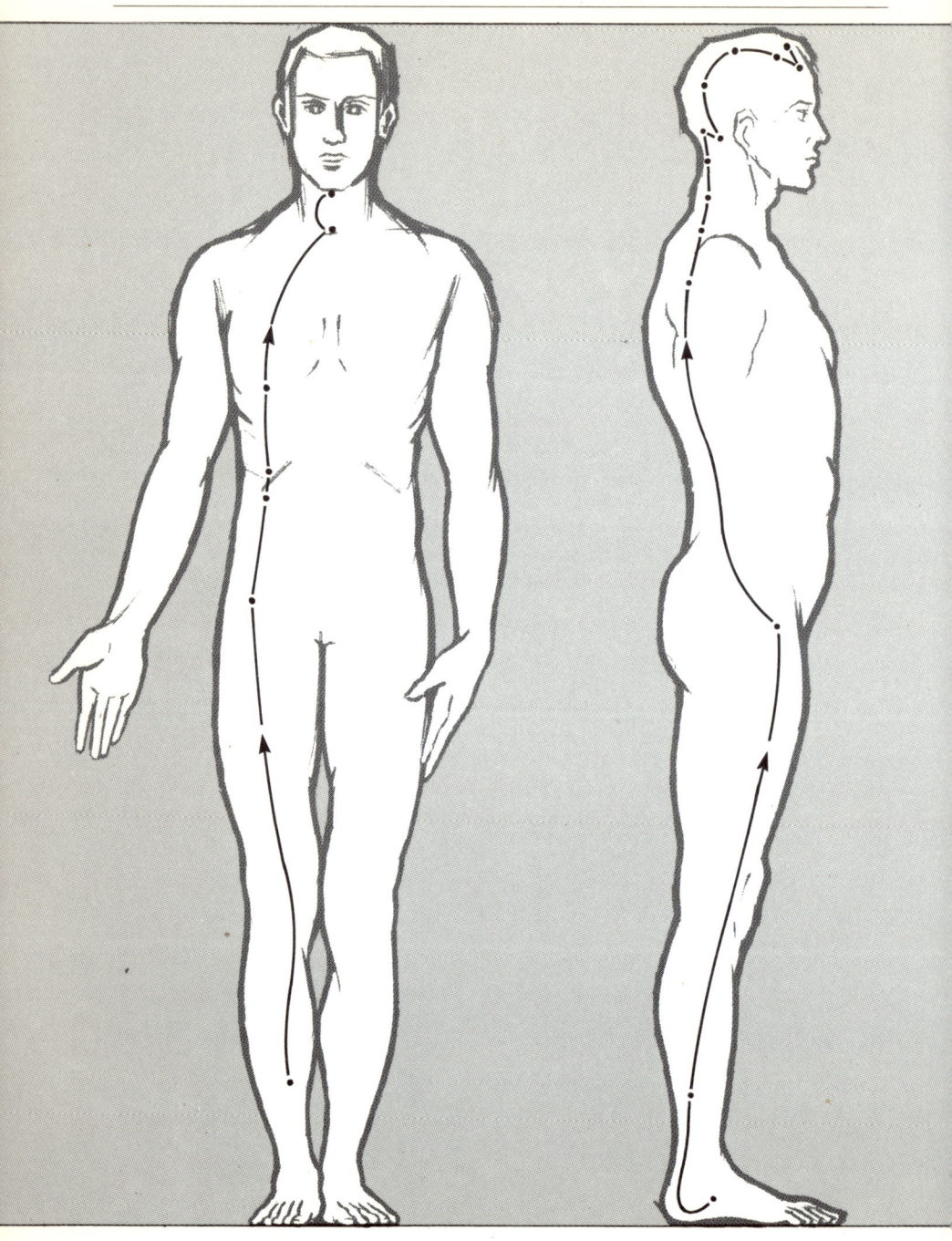

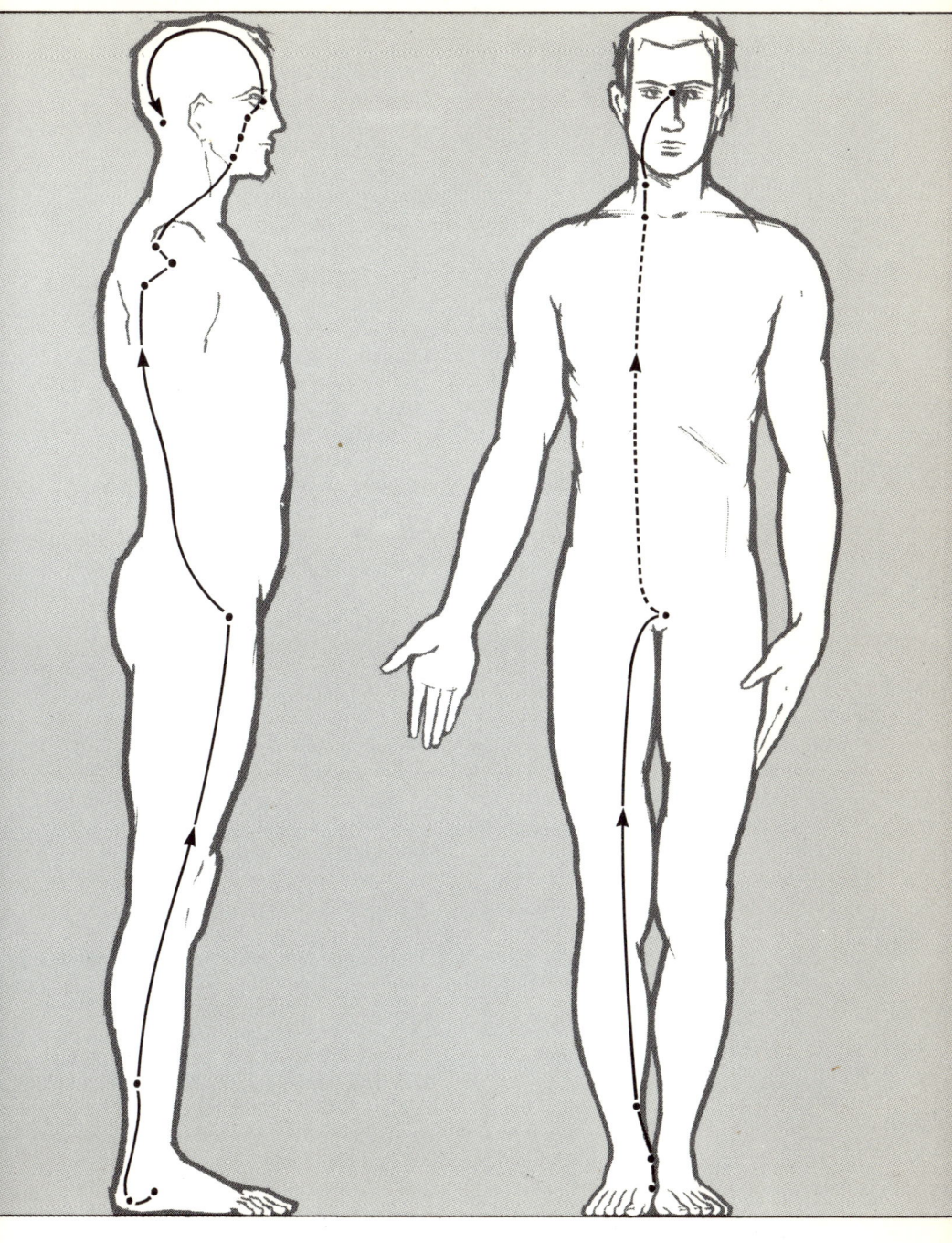

Von links nach rechts: Inn Wei Mo, Yang Wei Mo, Yang Keo Mo, Inn Keo Mo (Seite 62/63).

Da die Wundermeridiane Nebengefäße sind, transportieren sie ebenfalls Yong- und Wei-Energie. Diese beiden Energien gehorchen den Gesetzen der Nebengefäße und fließen von der Extremität nach oben. Dadurch ergibt sich in gewissen Wundergefäßen die Eigentümlichkeit, daß die beiden Energien Yong und Wei in einer Richtung fließen, während die ancestrale Energie sich in der Gegenrichtung bewegt, das heißt im entgegengesetzten Fluß-Sinn. Es kreuzen sich dadurch die Yong- und Wei-Energien und die ancestrale Energie in bestimmten Wundermeridianen. Dies kann bei manchen Erkrankungen zu einem Zirkulationsstopp führen: ein Füllezustand eines Wundermeridians versperrt der ancestralen Energie den Weg und führt zu ihrem Zirkulationsstopp. Die Behandlung muß dann die Fülle sedieren und die ancestrale Energie wieder zur Zirkulation bringen, da sonst schwerste Symptome, unter anderem sogar Lähmungserscheinungen auftreten können.

Durch zahlreiche Verbindungspunkte, die sie mit den Wundermeridianen gemeinsam haben, enthalten die Hauptmeridiane alle drei Energien (ancestrale, Yong und Wei), das gilt ebenfalls für die Wundermeridiane. Damit wird erklärt, daß im ganzen Organismus ununterbrochen alle drei Energien fließen: ancestrale, Yong- und Wei-Energie.

Die Funktionspaare

Im allgemeinen Verlauf der Meridiane haben wir bereits die Meridianpaare vorgestellt und auf bestimmte Energieschichtungen verwiesen. Zwei Meridiane entsprechen jeweils einer bestimmten Abwehrschicht und Abwehrfunktion nach außen hin. Diese Abwehrfunktion bezieht sich auf die äußeren Erkrankungen und beruht auf folgender Gliederung.

Es gibt sechs Energieniveaus: drei externe (Yang) und drei interne (Inn). Die äußerste Schicht der menschlichen Energie unterliegt dem Tae Yang, das vom Dünndarm und von der Blase gebildet wird, also von zwei Yang-Meridianen. Das Tae Yang öffnet sich nach außen und wird bei kosmopathogenen Erkrankungen zuerst betroffen.

Die zweite Schicht wird vom Chao Yang gebildet, als Zwischenschicht vom Hohlorgan der Drei Erwärmer und von der Gallenblase. Das Chao Yang öffnet sich nach innen und nach außen und entspricht daher einem Scharnier, das sich sowohl nach einer Richtung wenden kann als auch nach der anderen. Mit anderen Worten, das Chao Yang verbindet die innere und die äußere Schicht vom Yang.

Die dritte Schicht, das Yang Ming, öffnet sich nach innen und wird vom Dickdarm- und Magen-Meridian gebildet. Das Yang Ming ist die innerste Schicht der Yang-Meridiane und öffnet sich also in Richtung Inn.

Tae Yang, Chao Yang und Yang Ming bilden daher die äußere Abwehrzone des menschlichen Körpers und bewirken auch sogenannte Yang-Krankheiten.

Die Inn-Schichten sind ebenfalls in drei Schichten gegliedert, deren erste das Tae Inn ist. Es wird von Milz und Lunge gebildet und öffnet sich nach außen und damit in Richtung Yang-Zone.

Als nächste Stufe kommt das Tsiüe Inn, das von der Leber und vom Kreislauf gebildet wird. Es ist wiederum eine Zwischenzone, die als Scharnier funktioniert und die die äußeren Inn-Anteile mit den inneren Inn-Anteilen verbindet, die sich also nach außen oder nach innen hin öffnen kann.

Die innerste Schicht im Inn, die sich auch nach innen öffnet und zum Inn gerichtet ist, ist das Chao Inn, gebildet von Niere und Herz.

Mit diesen sechs Stufen oder Phasen haben wir eine funktionelle stufenweise Einteilung der Erkrankungen und der Meridiane, die zusammenwirken. In der chinesischen Medizin spricht man oft von Erkrankungen des Chao Inn oder des Tsüe Inn oder des Yang Ming und bezeichnet damit die erkrankte Funktionszone. Dies im Gegensatz zur westlichen Diagnose, die von den Symptomen der Erkrankung ausgeht, ohne die vom Körper ausgelösten Abwehrreaktionen genügend zu berücksichtigen. Chao Yang bezeichnet beispielsweise Erkrankungen im Kopfgebiet (Migräne), im Rumpfgebiet (Frauenkrankheiten, Erkrankungen des Verdauungsapparates) oder auch bestimmte Formen von Ischias.

Wenn wir diese sechs Phasen mit den fünf Elementen vergleichen, so sehen wir, daß die Meridiane gemäß ihrer Funktion auf verschiedene Art eingeordnet werden können: Die Blase bildet mit dem Dünndarm das Tae Yang und mit der Niere das Element Wasser. Der Dünndarm bildet

mit der Blase zusammen das Tae Yang und mit dem Herzen das Element Feuer. Aus diesen Kombinationen ergeben sich viele Möglichkeiten für die Therapie, für die Diagnose und für die Krankheitslehre.

Klinisch benutzt man die sechs Phasen für die Beschreibung zahlreicher äußerer Erkrankungen. Man spricht oft von Tae-Yang-, Yang-Ming- oder Chao-Yang-Kopfschmerzen. Es gibt auch Tae-Yang-Fieberreaktionen, die sehr heftig sind, oder aber Yang-Ming-Reaktionen, die mittelstark sind, und Chao-Yang-Fieberreaktionen, die nur schwach sind. Die Lage der Chao-Yang-Stufe als Scharnier und als Zwischenstufe verlangt wiederum eine besondere Behandlung, da kosmopathogene Energie dort von den beiden anderen Yang eingeschlossen wird und nicht mehr heraus kann. Die Behandlung führt in diesem Fall durch Stich der Lo-Longitudinalen zum Hohlorgan Gallenblase, und durch Stich des Iünn-Punktes zieht sie aus dem homologen Inn-Organ (das Speicherorgan Leber entspricht dem Element Holz) Energie zu, um mit dem kosmopathogenen Eindringling fertig zu werden. Es kann dabei über diese Behandlung die Erkrankung auf dem Weg des Hohlorgans abklingen und während einer gewissen Zeit Hohlorgan-Symptome verursachen, das heißt Übelkeit, Brechreiz und Schmerzen im Bereich der Gallenblase.

Die chinesischen Punkte

Wir haben bisher nur von Meridianen gesprochen, welche die Energie des Menschen transportieren. Damit kann man noch keine Akupunktur betreiben. Es ist deshalb wichtig, daß wir den Begriff der *chinesischen Punkte* näher beschreiben. Sie konzentrieren die Energie auf dem Meridian und ermöglichen die Beeinflussung der Meridianenergie über diese Punkte.

Die chinesischen Punkte liegen meist in kleinen Vertiefungen, zwischen Sehnen oder Muskeln, oder in der Mulde eines Knochens. Sie können mit den Schächten eines Kanalsystems verglichen werden. Die Energie, die immer in Bewegung ist, wenn der Mensch gesund ist, bewegt sich ständig in der Tiefe und kann über die chinesischen Punkte an die Oberfläche, das heißt nach außen, gelangen und über sie auch beeinflußt werden.

Meridian	Anzahl der Konzentrationspunkte (chinesische Punkte)
Lunge	11
Dickdarm	20
Magen	45
Milz	21
Herz	9
Dünndarm	19
Blase	67
Nieren	27
Kreislauf	9
Drei Erwärmer	23
Gallenblase	44
Leber	14

Die chinesischen Punkte haben für die Akupunktur eine ganz besondere Bedeutung. Einerseits dienen sie zum Teil der Diagnose, da sie bei gewissen Erkrankun-

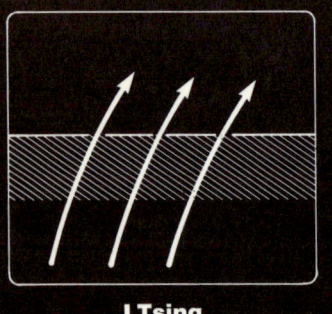
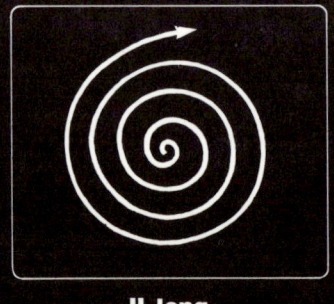
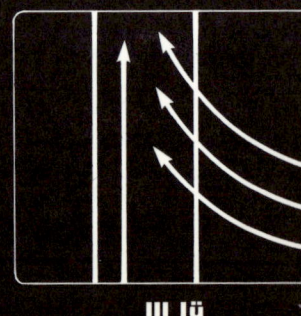

I Tsing   II Jong   III Iü

gen schmerzhaft werden; andererseits aber wird durch Massage, Stechen oder durch Erwärmung dieser Punkte die Energie des Menschen beeinflußt. Nachdem wir bei den Meridianen gesehen haben, daß die Energie ein und desselben Meridians die verschiedensten Körperregionen und Organe miteinander verbindet, läßt sich leicht verstehen, daß die auf demselben Meridian liegenden Punkte verschiedene Funktionen in bezug auf die Energie ausüben. Wir wollen hier einige dieser Punktfunktionen erläutern.

Die Chinesen benennen die Punkte je nach Lage oder Funktion; im Okzident werden sie numeriert. Auf chinesisch heißt der erste Dickdarmpunkt *Chang Yang,* »Yang-Händler«. Er bezieht die Energie aus dem Lungen-Meridian und verteilt sie zwischen Hauptmeridianen und den Muskel- und Sehnenströmungen des Dickdarms. Der Punkt liegt am inneren Nagelfalzwinkel des Zeigefingers. Der zwanzigste und letzte Dickdarmpunkt liegt in der Falte zwischen Nase und Mundwinkel neben dem Nasenflügel. Auf chinesisch heißt er *Inn Tsiang,* »Geruchsempfang«. Ist dieser Punkt blockiert, so verliert man den Geruchssinn. Oft tragen die Konzentrationspunkte poetische Namen, wie »Palast des Windes«, »Grüner Geist«, »Junger Sumpf«, »Himmlische

Säule«, »Großer Webstuhl«, »Tor des Windes«. Esoterisch anmutende Bezeichnungen, die genaue physiologische Funktionen bedeuten. So ist das »Windtor« Eintrittspforte für Windenergie.

Es gibt auch Energiepunkte außerhalb der Hauptmeridiane, die die Energie der Nebenmeridiane konzentrieren. Im ganzen gibt es Hunderte von Punkten, und gewiß wird die moderne Akupunkturforschung weitere entdecken. Die bis jetzt wichtigsten Punktkategorien umfassen:

1. Zustimmungspunkte (Iü)
2. Heroldspunkte (Mo)
3. Energie-Regulierungspunkte (Tsri)
4. Verbindungspunkte (Lo)
5. Himmelsfenster
6. Antike Punkte (Sü)

Diese Klassifikation ist funktionell, sie betrifft nur die wichtigsten Meridianpunkte.

Die Zustimmungspunkte senden die Yang- und Verteidigungsenergie an den

Die Antiken Punkte.

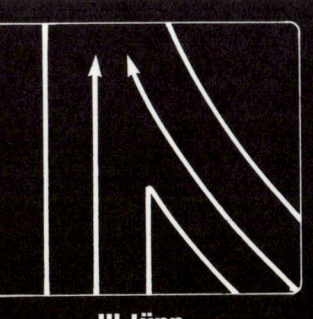
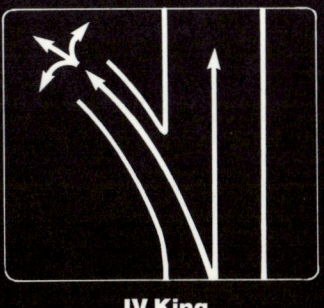
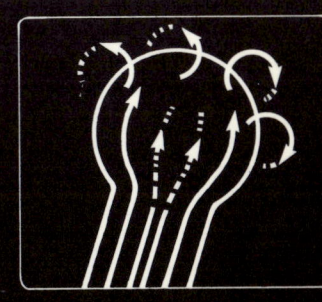

III Iünn   IV King   V Ho

Rücken, an den Blasenmeridian. Die Heroldspunkte funktionieren ähnlich wie die Zustimmungspunkte, sie senden die Inn-(Yong-)Energie an die Körpervorderseite, in die Bauch- und Brustgegend. Über die Zustimmungs- und Heroldspunkte kann man die Organe unmittelbar beeinflussen, während die meisten Punkte nur indirekt über lange Meridianverläufe auf die Organe einwirken. Die Heroldspunkte arbeiten wie Wächter und werden bei Organerkrankungen sehr rasch schmerzhaft. Seit dem Altertum wird die Iü-Mo-Technik für chronische Organerkrankungen verwendet, und zwar insbesondere bei Erkrankungen der Speicher- und Hohlorgane, weil sie ihre direkte Beeinflussung erlaubt, ohne über den weiten Weg des Meridians zu führen.

Jeder Meridian hat einen Regulierungspunkt, der Blut und Energie reguliert. Beim Versickern des Energieflusses – ausgelöst durch schwere Organkrankheiten – kann man durch Punktieren dieser Regulierungspunkte die Energie, und somit das Blut, wieder in Zirkulation bringen (beispielsweise bei Magengeschwüren).

Die Lo-Punkte (Verbindungspunkte) liegen an der Zweigstelle von Energieströmungen, die entweder zwei homologe Meridiane verbinden (transversale Lo-Meridiane) oder ein Organ mit seinem Meridian (longitudinale Lo-Meridiane). Daraus ergeben sich zwei Therapiemöglichkeiten: Die Verbindungspunkte dienen zum Energieausgleich zwischen homologen Meridianen und ermöglichen ebenfalls eine direkte Beeinflussung eines erkrankten Organs.

Die Himmelsfenster funktionieren in der Hals- und Nackengegend. Der mystisch klingende Name bedeutet ihre Überleitungsfunktion zwischen Rumpf (Inn – Erde) und Kopf (Yang – Himmel). Bei vielen Krankheiten ist die Energiezirkulation zwischen oben und unten unterbrochen, das heißt die Himmelsfenster-Punkte sind blockiert. Durch Punktieren dieser Energiezentralen kann die Blockade aufgehoben werden (zum Beispiel bei Kopfschmerzen).

Die Sü- oder Antiken Punkte

Seit dem Altertum bekannt und therapeutisch grundlegend sind die Sü- oder Antiken Punkte. Sie gehören in der Akupunkturlehre zu den allerwichtigsten Punkten. Sie befinden sich ausschließlich im Yang-Gebiet, das heißt an der Extremität zwischen Hand und Ellbogen oder zwischen Fuß und Knie. Damit liegen diese Punkte in einem Bereich, der als Außenbereich den kosmischen Einflüssen unterworfen ist und deshalb auch den kosmischen Gesetzen der Fünf Elemente gehorcht. Die Antiken Punkte bereiten manchem Akupunkturschüler viel Kopfzerbrechen, da sie so verwendet werden wie Schachfiguren. Jeder dieser Punkte hat eine bestimmte Funktion, die bei bestimmten Erkrankungen eingesetzt wird, während sie bei anderen Erkrankungen geradezu kontraindiziert ist.

Um ihre Funktion besser verstehen zu können, folgendes kleines Beispiel: Eine Kosmetikerin kommt zu mir in Behandlung mit einem mittelstarken Sonnenbrand in der Halsgegend. Sie empfindet ein ziemlich starkes Brennen und kann nicht mehr arbeiten. Abgesehen davon macht es sich für eine Kosmetikerin schlecht, wenn sie selber an einer Hauterkrankung leidet. Nach der chinesischen Medizin handelt es sich um eine Erkrankung der kosmopathogenen Hitzeenergie. Sie entspricht also einer sogenannten Wärme-Erkrankung der oberflächlichen Körperschichten am Hals und damit der tendino-muskulären Meridiane der Halsgegend. Um die Patientin gemäß traditioneller Akupunkturlehre zu behandeln, muß also durch wenige Nadeln lokal die

Wärmeenergie sediert und gleichzeitig Abwehrenergie aus der Tiefe zur Oberfläche »gepumpt« werden, und zwar durch Stechen des Tsing-Punktes der oberflächlichen, am Hals durchfließenden Hauptmeridiane. Diese Behandlung genügte aber nicht; denn es trat keinerlei Besserung ein. So mußte ich zusätzlich, wie die Chinesen sagen, Wasser geben, das heißt denjenigen Antiken Punkt stechen, der dem Winter entspricht und damit der Kälte. Bezogen auf die Yang-Meridiane, die in diesem Fall betroffen waren, war das entsprechend der 2. Antike Punkt, das heißt der Jong-Punkt. Die Halsrötung verblaßte schon wenige Sekunden nach Stechen des Kälte-Punktes, und die Patientin verließ mich bald darauf, um zufrieden an ihre Arbeit zu gehen. Die Anwendung eines Antiken Punktes war im geschilderten Fall eine jahreszeitgemäße Energiebeeinflussung.

Man kann aber die Antiken Punkte auch entsprechend ihrer physiologischen Energieeigenschaft verwenden, und zwar wie folgt: Es gibt bestimmte Zahnschmerzen, die darauf beruhen, daß der Dickdarm-Meridian nicht mehr genügend Energie führt. Hierbei wird der 4. Antike Punkt, der sogenannte Iünn-Punkt des Dickdarms, gestochen, der aus dem transversalen Lo-Gefäß der Lunge Energie absaugt und dem Dickdarm-Meridian zuführt, damit dieser mehr Energie erhalten und dadurch das schmerzhafte Zahngebiet mit Energie bespülen kann, um die Schmerzen auszuschalten.

Bei gewissen migräneartigen Schmerzen zirkuliert die Energie im Schläfengebiet schlecht und muß zum Zirkulieren gebracht werden. Durch Stechen des Jong-Punktes der Drei Erwärmer wird die Energie in Richtung Schläfe in Bewegung gesetzt, und durch Stechen des 2. Antiken Punktes oder Tsing-Punktes des Gallenblasen-Meridians wird die Energie in Richtung Fuß bewegt. Damit wird das Schläfengebiet mit Chao-Yang-Energie (Drei Erwärmer und Gallenblase) durchspült. Es gibt pro Meridian sechs Antike Punkte. (Bei den Inn-Meridianen sind der 3. und 4. Antike Punkt im selben Punkt vereinigt, während es bei den Yang-Meridianen für den 3. und 4. Antiken Punkt je einen einzelnen Punkt gibt.) Jeder entspricht einer Strömungsintensität. Außerdem sind sie miteinbezogen im System der Fünf Elemente:

Antiker Punkt	Flußintensität	Element	Jahreszeit
Inn-Meridiane			
Tsing	»Energiequelle«	Holz	Frühling
Jong	»Energiebächlein«	Feuer	Sommer
Iü/Iünn	»Energiefluß«	Erde	Spätsommer
King	»Energiedelta«	Metall	Herbst
Ho	»Energiesee«	Wasser	Winter
Yang-Meridiane			
Tsing	»Energiequelle«	Metall	Herbst
Jong	»Energiebächlein«	Wasser	Winter
Iü	»Energiefluß«	Holz	Frühling
Iünn	»Energiestrom«	Holz	Frühling
King	»Energiedelta«	Feuer	Sommer
Ho	»Energiesee«	Erde	Spätsommer

Was die Qualität betrifft, gibt es für die Yang-Meridiane eine kleine Verschiebung. Wir haben gesehen, daß der Ho-Punkt am Ellbogen oder am Knie liegt, das heißt an der Stelle, wo die Körperaußenseite zur Körperinnenseite wird, wo das Yang-Gebiet ins Inn-Gebiet übergeht. Für einen Inn-Meridian ist dies fast ein natürlicher Vorgang, da am Ho-Punkt das Inn vom Yang zum Inn vom Inn wird und daher der absoluten Kälte und dem Winter entspricht.

Für die Yang-Meridiane trifft dies aber nicht zu, da sie am Ho-Punkt als Yang vom Yang zum Yang vom Inn werden, also zu einer Jahreszeit, in der noch relativ viel Wärme vorhanden ist und die dem Spätsommer entspricht. Damit wird die Ho-Funktion für den Yang-Meridian Spätsommer und der Feuchtigkeit gleichgesetzt, während sie für den Inn-Meridian Winter ist. Dadurch ergibt sich eine zweiphasige Verschiebung der Jahreszeitenfunktion für die Yang-Meridiane. Der Tsing-Punkt wird zum Herbst und entspricht der Trockenheit, der Jong-Punkt zum eigentlichen Winter mit Kälte. Man gibt daher kalte Energie in den Yang-Meridianen über den Jong-Punkt, während man bei den Inn-Meridianen den Ho-Punkt verwendet.

Die Antiken Punkte geben die Größe des Energieflusses an. Zum Beispiel Tsing gleich »Bächlein«, siehe Tabelle. Jeder Antike Punkt beeinflußt die Energie auf eine besondere Art:

Antike Punkte	Energetische Funktion
Tsing (Finger- oder Zehenspitzen)	Erster oder letzter Punkt des Meridians: Überleiten der Energie aus dem vorhergehenden beziehungsweise in den nächstfolgenden Meridian. Abzweigungspunkt des tendino-muskulären Meridians.
Jong	Antrieb der Energie: aktiviert die Energie des ganzen Meridians.
Iü	Energieabsorbierung: absorbiert Energie von der Körperoberfläche. Eintrittspforte: über den Iü-Punkt kann die kosmopathogene Energie in den Meridian eindringen.
Iünn	Einmündungspunkt des transversalen Lo-Gefäßes aus dem homologen Meridian. Iü- und Iünn-Funktion sind bei den Inn-Meridianen in einem Punkt vereinigt.
King	Stromspaltung (Deltafunktion): Ausbooten der Energie (im Krankheitsfall: der kosmischen Energie) in die nähere Umgebung, das heißt Gelenke, Knochen und Sehnen.
Ho (Knie- oder Ellbogennähe)	Staudammfunktion, Energiekonzentrierung: die Energie sammelt sich an, bevor sie aus dem Yang-Gebiet in die Tiefe, ins Körperinnere (Inn-Gebiet), strömt.

Somit ergeben sich wichtige therapeutische Möglichkeiten. Zudem entspricht jeder Antike Punkt einer Jahreszeit, wie wir es für den Fall eines Sonnenbrandes beschrieben haben, und zwar in bezug auf die Jahreszeiten. Die Jahreszeiten, das heißt das kosmische Geschehen, beeinflussen die Antiken Punkte besonders, weil sie in der Yang-Zone des Körpers liegen. Deshalb können diese entsprechend energetisch verwendet werden – gemäß der 5-Elementen-Lehre. Leider haben die meisten europäischen Akupunkteure diese Gesetze nicht verstanden und als mittelalterlich abgewiesen. Das nimmt der Anwendung der Akupunktur zahlreiche Möglichkeiten.

So entspricht der Tsing-Punkt dem Frühjahr, in dem alles zu wachsen beginnt, und damit dem Element Holz und dem Wind. Der Jong-Punkt entspricht dem Sommer, dem Element Feuer und der Wärme, beziehungsweise der Hitze.

Tonisieren und Sedieren

Die Antiken Punkte ergeben gemäß der 5-Elementen-Lehre die sogenannten Tonisierungs- und Sedierungspunkte. Wie wir bereits im Kapitel der 5-Elementen-Lehre gesehen haben, tonisiert das mütterliche Element das Element des Sohnes. Wenn wir nun einen x-beliebigen Meridian nehmen, so gehört er zu einem bestimmten Element. Dieses Element entspricht einem bestimmten Antiken Punkt (siehe Tabelle). Will man nun tonisierend einwirken, so muß ganz einfach der Punkt, der dem vorhergehenden Element entspricht, gestochen werden. Will man sedieren, so muß der nächstfolgende Punkt gestochen werden.

Beispiel: Der Milz-Meridian entspricht dem Element Erde und damit dem 3. und 4. Antiken Punkt Iü/Iünn. Will man den Milz-Meridian tonisieren, so muß man

das vorhergehende Element stechen, also den Sommer, der dem Jong-Punkt entspricht und damit dem 2. Antiken Punkt, der Tonisierungspunkt des Milz-Meridians ist. Will man aber sedieren, so muß man den nächstfolgenden Jahreszeiten-Punkt stechen, also den Herbst-Punkt, der für die Milz dem King-Punkt entspricht und damit dem 5. Antiken Punkt. Der King-Punkt ist also Sedationspunkt der Milz. Ähnlich lassen sich alle anderen Meridiane in bezug zu ihrem Tonisierungs- und Sedierungspunkt berechnen, mit der einzigen Ausnahme, daß man für die Yang-Meridiane die Verschiebung um zwei Phasen mitbeachten muß, da zum Beispiel der Dickdarm-Meridian dem Metall und damit dem Herbst entspricht, was dem Tsing-Punkt gleichzusetzen ist. Damit wird der vorangehende, der Ho-Punkt oder 11. Dickdarm-Punkt, Tonisierungspunkt und der Jong-Punkt oder nachfolgende Jahreszeiten-Punkt Sedierungspunkt des Dickdarms. Bei Erhöhung oder Verringerung eines Meridianpotentials können auch andere Punkte verwendet werden. Einen energieschwachen Meridian kann man stärken, indem man Energie aus dem homologen Meridian überführt. Das geschieht über das transversale Lo-Gefäß und durch Stechen der Punkte Iünn (des kranken Meridians) und Lo (des homologen Meridians).

Auch der Tsing-Punkt kann energiestärkend wirken. Er sammelt die Energie aus den Oberflächenströmungen der Muskeln und Sehnen. Zudem leitet er Energie aus dem homologen Meridian in seinen eigenen Meridian über. Je nach Krankheitsfall wird diese oder jene Funktion der Antiken Punkte verwendet.

Ein Beispiel: Bestimmte Zahnschmerzen entstehen, weil der Dickdarm-Meridian nicht mehr genügend Energie führt und von kosmopathogener Energie (Durchzug) befallen wurde. Hier behandelt man über den 4. Antiken Punkt, dem Iünn-

Punkt des Dickdarms. Dieser leitet Energie aus dem homologen Meridian (Lungen-Meridian) in den Dickdarm-Meridian über das transversale Lo-Gefäß. Dadurch kann die kosmopathogene Energie neutralisiert werden.

Bei bestimmten Migränezuständen zirkuliert die Energie im Schläfenbereich ungenügend, weil kosmopathogene Energie eingedrungen ist. Durch Stechen des Jong-Punktes des Drei-Erwärmer-Meridians wird die Energie Richtung Schläfe in Bewegung gesetzt. Durch Stechen des Tsing-Punktes des Gallenblasen-Meridians wird die Energie Richtung Fuß aktiviert und der Energiezyklus im Schläfengebiet stimuliert: Die zweite Energieschicht wird wieder in Fluß gebracht.

Die orientalische Diagnostik

Die Diagnose wird in der traditionellen chinesischen Medizin auf Grundprinzipien aufgebaut, die dem Arzt genau bekannt sein müssen. Vorerst wollen wir die Prinzipien besprechen, die die Erkrankung abzugrenzen erlauben.

Wir haben bereits gesehen, daß es äußere Erkrankungen gibt, die auf kosmopathogene Energien zurückzuführen sind. Daneben kennen wir innere Erkrankungen, die einerseits durch Ernährungsschäden verursacht, andererseits aber durch psychopathogene Faktoren ausgelöst werden. Diese letzteren stellen die eigentlichen inneren Erkrankungen dar und können mit der psychosomatischen Medizin verglichen werden.

Was die Ernährungsschäden betrifft, so wirken die verschiedenen Nahrungssubstanzen gemäß der 5-Elementen-Lehre und können je nach falscher Aufnahme das eine oder das andere Element schädigen. Sie gelangen direkter zum Organ oder Hohlorgan als etwa kosmopathogene Energien, die auf ihrem Weg durch die oberflächlichen Nebengefäße besser abgewehrt werden können.

Die psychogenen Schädigungen sind ebenfalls innerlich und werden auch gemäß 5-Elementen-Lehre verursacht. Wir haben bereits gesehen, daß die Wut der Leber schadet und Leberkranke leicht unter Wutanfällen leiden; die Freude dem Herzen schadet und Herzkranke leicht gutmütig gestimmt sind; die Gedanken und Sorgen der Milz schaden und daß Milzkranke sich zuviel Sorgen und Gedanken machen; traurige Stimmung den Lungen schadet und daß Lungenkranke öfter traurig sind; Angstzustände den Nieren schaden und daß Nierenkranke ängstlich sind.

Hiermit soll nicht angedeutet werden, daß die Krankheiten im westlichen Sinn anzusehen sind, sondern im rein energetischen. Der Lungenkranke ist ein Schwächling an Lungenenergie und der Nierenkranke ein Schwächling an Nierenenergie. Dabei braucht weder das Organ Lunge noch das Organ Niere durch eine Entzündung anatomisch verändert zu sein. Wenn einmal eine anatomische Veränderung vorhanden ist, dann ist die energetische Störung schon sehr weit fortgeschritten. In dieser Hinsicht erlaubt die traditionelle chinesische Medizin feinere Diagnosen und ist damit auch in der Prophylaxe einflußreicher. Dies bedeutet keinesfalls, daß man mit der chinesischen Medizin schwere Erkrankungen nicht behandeln könnte. Es bedeutet nur, daß bei anatomischen Veränderungen der Organe und der Hohlorgane die Krankheit sich bereits materialisiert hat. Die Energie hat durch die Krankheit derart abgenommen, daß Körpersäfte Form angenommen und sich allmählich zu Schrumpfungsprozessen materialisiert haben.

Um dies verständlicher zu machen, weise ich auf eine Erkrankung hin, die mit Aku-

punktur relativ leicht zu behandeln ist: die sogenannte Dupuytrensche Kontraktur. Es handelt sich hierbei um Knötchenbildungen in der Palmaraponeurose der Hand. Diese Knötchen hemmen das Ausstrecken der Finger, werden immer stärker und bedingen ein Biegen der Finger im Ruhezustand. In der westlichen Medizin wird diese Erkrankung durch einen chirurgischen Eingriff behandelt, die erkrankte Aponeurose wird durchgeschnitten. Die traditionelle chinesische Medizin wendet in diesem Fall mit sehr gutem Erfolg die Nadelung an. Die Ursache der Aponeurose ist vorerst einmal eine Energiestörung in der Handinnenseite. Durch Schwächung der Energie nehmen die Körperflüssigkeiten Form an und materialisieren sich allmählich zu Knötchen. Es genügt dann, durch entsprechende Punktur die Energie im erkrankten Gebiet wieder in Bewegung zu setzen, damit die Knotenbildungen allmählich im wahrsten Sinn des Wortes einschmelzen. Als weiteres Beispiel nenne ich einen Patienten, der kürzlich zu mir in Behandlung kam. Er hatte zwei Herzinfarkte gehabt und war praktisch dazu verurteilt, in einem Stuhl zu sitzen und sich so wenig wie möglich zu bewegen, da er sonst Herzklopfen und Atemnot bekam. Er konnte sich praktisch nicht mehr anziehen. Gehen konnte er überhaupt nicht mehr. Er war auch appetitlos und traurig. Sein Leben war ihm nicht mehr lebenswert. Nach einigen Akupunkturbehandlungen ging es ihm wenigstens wieder so gut, daß er sich anziehen konnte, mehr Appetit bekam und wieder Freude am Leben hatte. Es gelang ihm sogar, selbständig an seinem Wohnort kleinere Einkäufe zu tätigen und mehrere hundert Meter zu Fuß zu gehen.
Neben der Einteilung der Erkrankungen im Sinn der westlichen Medizin ist für die Diagnostik die Lokalisierung der Krankheitsprozesse im chinesischen Sinn wich-

tig, wie dies durch die *Acht Regeln* ersichtlich wird.

Die Acht Regeln

Inn und Yang

Der Arzt muß unterscheiden können, ob die Erkrankung in der Haut, in der Unterhaut, im Muskelgewebe oder in den Meridianen steckt, was dem Yang entspricht. Die Erkrankung kann aber auch die Speicherorgane und die Hohlorgane befallen, und ihr Sitz ist dann im Inn. Durch diese Unterscheidung stellt der Arzt fest, ob die Erkrankung oberflächlich ist und damit nur die oberflächlichen Schichten des Körpers ergriffen hat oder ob die Erkrankung sich in der Tiefe, das heißt im Inn, fest eingenistet und die Organe selbst befallen hat.

Wärme und Kälte

Der Arzt muß erkennen, ob eine Erkrankung »kalt« oder »warm« ist. Ist sie kalt, so entspricht sie dem Inn und liegt daher in der Tiefe wie das Inn selbst. Ist die Erkrankung warm, dann liegt sie an der Oberfläche und entspricht dem Yang. Damit sind wieder zwei wichtige Unterschiede bei Erkrankungen festzustellen: Was warm ist, ist eher oberflächlich, und was kalt ist, liegt eher tief.

Leere und Fülle

Ist die Krankheit aus Energieleere entstanden? Ist sie auf eine Energiefülle zurückzuführen?
Bei Energieleere handelt es sich meistens um einen Mangel an Essentieller Energie (Nährenergie und Atemenergie), die Energiefülle deutet meistens auf Gegenwart kosmischer Energie im Körper. Allerdings gibt es auch eine Fülle an Nähr-

energie bei gewissen alimentären Schädigungen. Bei Diabetes zum Beispiel besteht nach Einnahme von Kohlenhydraten ein Füllezustand an Blutzucker und damit eine Vergiftung. Der Körper ist nicht mehr fähig, diese Substanz in den Stoffwechsel einzubauen.

Innen und Außen

Mit dieser Unterscheidung versucht der Arzt festzustellen, welche Funktionsschicht im Körper durch die Erkrankung befallen ist und in welcher Schicht die Energiestörung liegt. Liegt sie innen, so fällt die Erkrankung in das Gebiet des Inn; liegt sie außen, so ist die Krankheit dem Yang zuzuschreiben.

Die vier Elemente der Diagnose

Um die Erkrankung entsprechend einteilen zu können, muß der Arzt bei der traditionellen chinesischen Medizin vier diagnostische Prinzipien verfolgen.

1. Betrachten
Der Akupunkteur muß versuchen, sich in seinen Patienten einzuleben. Er spricht mit ihm, beobachtet sein Verhalten im Gespräch und erhält somit die ersten Hinweise auf den psychischen Zustand des Patienten. Allgemein soll die Betrachtung des Kranken seine Konstitution und seine erbbedingte Krankheitstendenz deutlich werden lassen, aber auch das Funktionieren seines Bewegungsapparates (Gelenke und Muskeln) und seines Nervensystems. Die visuelle Diagnose zerfällt unter anderem in Gesichtsdiagnose, Zungendiagnose, Nasendiagnose.
Besonders die Farbe des Gesichts wie auch die Hautfarbe im allgemeinen spielt hier eine wichtige Rolle. Jede Organerkrankung ist mit einer spezifischen abnormen Gesichtsfärbung verbunden:

Krankes Organ	Gesichtsfarbe
Leber	grün
Herz	rot
Milz	gelb
Lunge	weiß (blaß)
Niere	schwarz (grau)

Zudem entspricht jede Gesichtszone einem bestimmten Organ: die Wangen zum Beispiel den Lungen; die Nasenspitze der Milz. Besonders wichtig ist die Zone zwischen den Augenbrauen an der Nasenwurzel. Bei depressiven Zuständen entstehen dort leichte Rötungen, ein Zeichen, daß die Feuerenergie in der oberen Körperhälfte vorherrscht. Die Lungenenergie wird dadurch geschwächt, der Kranke wird traurig und depressiv.
Bei der Zungendiagnose müssen die verschiedenen Zungenbezirke energetisch genau bekannt sein. Jede Zungenzone drückt den Energiezustand eines bestimmten Organs aus:

Krankes Organ	Signifikante Zungengegend
Magen	Mitte
Herz	Spitze
Nieren	Basis
Leber	Seiten
Milz	Ränder

Auch der Zungenbelag muß genau untersucht werden, nach Lokalisierung, Schichtung und Färbung.
Examiniert werden müssen dann die Augen, die Zähne, das Zahnfleisch, die Lippen, die Nägel, die Finger, die Glieder. Je nach Färbung, Spannungszustand und Glanz drücken diese Körperteile den Energietonus des Patienten aus. Die Nase, als Eingang der kosmischen Energie in die Lungen, wo sie sich mit der reinen Nährenergie mischt, ist diagnostisch besonders wichtig.

2. Hören und Riechen

Die energetische Diagnostik achtet sehr auf die Qualität der Stimme. Allgemeine Energieschwäche drückt sich in der Stimme aus; denn die Lungenenergie (als erste Energie) ist als erste geschwächt, da in diesem Organ die Yong-Energie aus reiner Nährenergie und Atemenergie hergestellt wird. Müde Leute sprechen oft schwach und schwer verständlich – nach einer Akupunktur-Tonisierung bemerkt man häufig, daß die Stimme des Patienten wieder deutlicher und kraftvoller wird. Atmet der Patient rasch oder langsam? Hustet er laut oder röchelnd, mit oder ohne Speichel? Muß er sich regelmäßig übergeben?

3. Fragen

Es ist wichtig, mit dem Patienten allgemein über seelische, soziale und materielle Probleme zu sprechen. Dazu kommen spezifische Fragen: Wärme- oder Kälteempfindlichkeit? Transpiration? Nächtliche Transpiration mit oder ohne Furcht vor der Kälte? Gelbliche, ölige oder klebrige Transpiration? Klagt der Kranke über Kopfschmerzen, so muß er dazu aufgefordert werden, sie genau zu lokalisieren und zu beschreiben: Kopfschmerzen mit Druckgefühl? Mit Stechgefühl? Stuhlgang und Harn müssen genau untersucht werden. Ernährungsgewohnheiten müssen diskutiert werden. Hört der Patient schlecht? Spürt er Ohrensausen oder Schwindelgefühl? Wo und wann treten Schmerzen auf? In den Antworten beschreibt der Patient dann oft, ohne es zu wissen, den ganzen Verlauf eines erkrankten Meridians – eine wertvolle Kontrolle der energetischen Diagnose!

4. Befühlen (Palpation)

Das Befühlen des Patienten gibt Hinweise zum energetischen Verständnis der Krankheit. Die Bauchdiagnose dient zur Untersuchung der Verdauung und Energieherstellung. Gleichzeitig kann der Arzt die Temperatur der Bauchhaut abschätzen und damit das Funktionieren des Energiegenerators – der Drei Erwärmer. Jeder dieser Erwärmer kontrolliert eine bestimmte Körperzone:

Erwärmer	Kontrollierte Körperzone
Oberer Erwärmer	Brustgegend, Lungen und Herz
Mittlerer Erwärmer	Bauchgegend, Milz und Magen
Unterer Erwärmer	Unterbauch, Genitalorgane, Leber und Nieren

Das Betasten des Bauchs erlaubt dem Arzt, so auch die Funktionen der einzelnen Erwärmer zu untersuchen.

Die Pulsdiagnose

Eine weitere Untersuchungsmethode durch Tasten (Befühlen) ist die hochentwickelte chinesische Pulsdiagnose. An vielen Körperstellen können Arterienpulse getastet werden, so in der Leistengegend, an der Schläfe und am Fußrücken. Die wichtigste Pulsstelle ist der Radialispuls in der Nähe des Handgelenks. Über diesen Radialispuls ist schon viel behauptet worden. Die meisten europäischen Lehrbücher schreiben einfach die »Pulsdiagnostik« ab oder verlassen sich auf ungenaue Überlieferungen. Die eigentliche Pulsdiagnose entspricht aber einem energetischen Phänomen: Die Energie tritt am Radialispuls aus der Tiefe an die Oberfläche und kann dadurch an den Pulsationen des Blutes gemessen werden. Die Pulse geben also einen getreuen Zustand wieder über Blut (Inn) und Energie (Yang). Wir haben bereits gesehen, daß

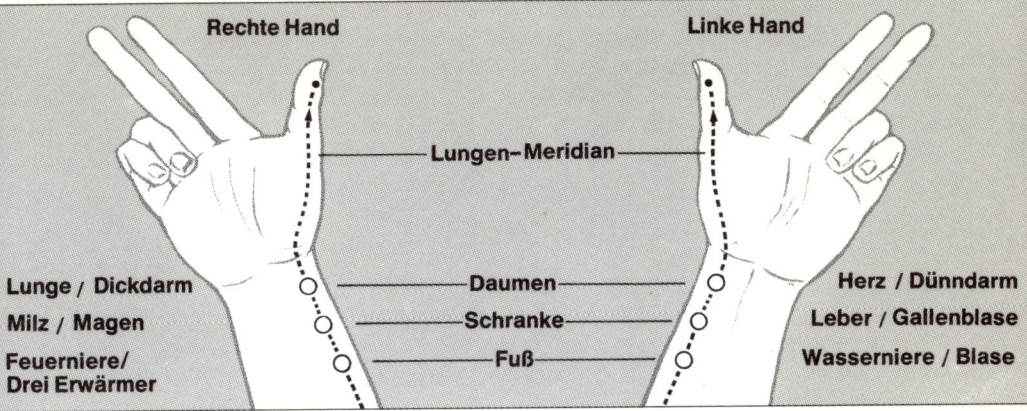

Rechte Hand		Linke Hand
	Lungen–Meridian	
Lunge / Dickdarm	Daumen	Herz / Dünndarm
Milz / Magen	Schranke	Leber / Gallenblase
Feuerniere/ Drei Erwärmer	Fuß	Wasserniere / Blase

Die Pulsdiagnose.

Blut mit Energie identisch ist, beide werden durch die Verdauung induziert. Dadurch ergibt sich die Möglichkeit, an der Pulsstelle, die in der Gegend verläuft, wo der Lungen-Meridian fließt, das heißt, dort, wo die erste Energie des Menschen manifest wird, einen Einblick in den Energiezustand des Menschen zu gewinnen.
Die Resultate einer chinesischen Pulsdiagnose sind mit der Inn-Yang-Polarität zu interpretieren:

Inn	Yang
Materie	Energie
Blut	Energie
Nahrungsenergie (Yong)	Schutzenergie (Wei)
Speicherorgane	Hohlorgane

Zudem geben die Pulse Auskunft über den Energietonus der einzelnen Organe.

Der Radialispuls besteht aus drei Pulsstellen. Jede Pulsstelle hat zwei Pulsebenen. Das ergibt sechs Pulsierungspunkte (oder einfach Pulse) pro Hand, also insgesamt zwölf Pulse. Jeder dieser zwölf Pulse informiert über den Energiezustand eines Organs oder Körperteils.
Die drei Pulsstellen heißen:
»Daumen« (eine Daumenlänge oberhalb der Handgelenksfurche),
»Schranke« (auf Höhe des Knochenfortsatzes der Handspeiche),
»Fuß« (eine Fußlänge unterhalb der Ellbogenfurche).
Die zwei Pulsebenen – oberflächlich, tief – fühlt man je nach Fingerdruck auf die Pulsstelle. Die Pulse der rechten Hand informieren über den allgemeinen Zustand der Inn-Energie, die der linken über den Zustand der Yang-Energie. Das soll nicht heißen, daß die rechten Pulse ausschließlich den Speicherorganen (Inn) und die linken den Hohlorganen (Yang) entsprechen. Das chinesische Pulssystem ist viel komplizierter, und die Begriffe von Inn und Yang sind immer relativ zu verstehen. So ist wiederum der tiefe Puls ein Inn-Puls im Gegensatz zum oberflächlichen (Yang), und das sowohl an der rechten (Inn) wie an der linken (Yang) Hand. Die Relation zwischen Puls und

Organ wird bestimmt von der Flußrichtung der Energie gemäß der 5-Elementen-Lehre.
An den oberflächlichen Pulsen strömt die Inn-Energie aus der Tiefe hervor, an den tiefen Pulsen spürt man die Yang-Energie ins Innere zurückströmen. Diese Feststellung und die genaue Kenntnis der Meridianpunkte führte zur Einteilung der Pulse:

	Oberflächlich	Tief
	Rechtes Handgelenk	
»Daumen«	Lungen	Dickdarm
»Schranke«	Milz	Magen
»Fuß«	Yang-Nieren (Feuer)	Innerer Kanal der Drei Erwärmer
	Linkes Handgelenk	
»Daumen«	Herz	Dünndarm
»Schranke«	Leber	Gallenblase
»Fuß«	Inn-Nieren (Wasser)	Blase

Die Lungenenergie (Metall) entsteht energetisch aus der Milzenergie (Erde). Daher kann man an der Pulsstelle, die dem Daumen vorangeht, die Milzenergie messen, die aus der Tiefe an die Oberfläche kommt. Die Milzenergie (Erde) entsteht aus der Feuerenergie.
Die Nieren haben zwei Energiewurzeln. Die eine entspricht dem Feuer und wird durch einen Wasserkern mit ancestraler Energie hervorgebracht. Die Feuerwurzel der Niere bringt die Erdenergie der Milz hervor. Deshalb wird am rechten Fuß die Feuerniere gemessen, und zwar an der Oberfläche.
Die Lungenenergie (Metall) bringt die Nierenenergie (Wasser) hervor. Hierbei handelt es sich um die Wasserwurzel der Niere. Bei der Wasserwurzel der Niere setzt ein Feuerkern mit ancestraler Energie die Wasserwurzel in Bewegung. Dadurch läßt sich die Wasserniere am linken Fuß nehmen.
Die Wasserenergie der Niere bringt die Holzenergie der Leber hervor, der Leber-

puls wird entsprechend an der linken Schranke oberflächlich gemessen. Die Holzenergie der Leber bringt die Feuerenergie des Herzens hervor. Dadurch wird die Herzenergie am linken Daumen oberflächlich gemessen. Bei gesunden Menschen schlagen diese Pulse normal. Sie variieren aber von Jahreszeit zu Jahreszeit. Im Frühling zum Beispiel ist der Puls im allgemeinen eher gespannt, Zeichen der Geburt und des Wachstums, sagen die Chinesen. Im Winter »verbergen« sich alle Dinge und Wesen: Die Pulse sind im allgemeinen tief und widerstandsfähig. Doch diese jahreszeitlich bedingten Pulsqualitäten müssen kombiniert werden mit den organspezifischen Qualitäten und auch mit der allgemeinen Konstitution des Menschen. Große Leute haben länger schlagende, schlanke Menschen haben oberflächlichere Pulse als dicke, und Intellektuelle haben schwache Pulse im Verhältnis zu manuell arbeitenden Leuten.
Im Gegensatz zu den Normalpulsen gibt es pathologische Pulse, Krankheitspulse

mit mehreren Merkmalen: zu oberfläch-licher, tiefer, langsamer, rascher, gleitender, rauher, leerer, voller, langer, kurzer, weiter, enger, eilender, zögernder, weicher, aufgeregter Puls und so weiter. Nicht quantitativ, sondern qualitativ werden die chinesischen Pulse gemessen. Die abnormen Pulse werden nicht an einer, sondern an mehreren Normen gemessen. Für die Speicherorgane zum Beispiel gelten folgende Normen:

Speicherorgan	Normalpuls
Leber	gespannt
Herz	weit und groß
Milz	sanft und locker
Lungen	oberflächlich und leicht
Nieren	eher hart und tief

So ist zum Beispiel ein gespannter Leberpuls nichts Außergewöhnliches, ein gespannter Milzpunkt aber ein Krankheitszeichen. Die Leberqualität ist gewissermaßen in die Milz eingedrungen. Bei einem Patienten mit chronischem Durchfall zum Beispiel bedeutet ein solcher Puls, daß die Windenergie (entsprechend Holz und Leber) die Ursache der Krankheit ist.

So aufschlußreich die Pulsdiagnose auch scheinen mag: Sie darf nie isoliert angewendet, sondern muß immer kombiniert werden mit den anderen diagnostischen Methoden.

Die Technik der Akupunktur

Nadeln und Punkturen

Der moderne Akupunkteur begnügt sich mit drei Nadeltypen. Die einfache Stahlnadel besteht aus einem Schaft gewundenen Metalldrahts und einer langen, dünnen Spitze. Sie wird in mehreren Größen hergestellt. Sie ist die meistverwendete Akupunkturnadel und dient zu allen Punkturarten. Mit der Dreiecknadel wird eine Blutung herbeigeführt. Sie ist ziemlich dick und hat eine dreieckige Spitze. Die »Pflaumenblütennadel« – ein kleines zylindrisches Hämmerchen – trägt mehrere Nadeln, mit denen die Punkte leicht abgeklopft werden. Sie wird unter anderem zur Behandlung hypersensibler Patienten benutzt, die sich vor den Nadeln fürchten.

Die Einfachheit dieses Akupunkturarsenals – Akupunktur aus lateinisch *acus* – Nadel, *punctus* – Stich ist erstaunlich, kann man damit doch die verschiedensten Energiebewegungen auslösen: Energiestärkung, Energieumleitung, Energiekonzentration und Austreiben der kosmopathogenen Energie. Zudem kann man vier verschiedene Stichtechniken ausführen: einfache Punktur, Rollpunktur, Prickelpunktur und Blutungspunktur.

Der Punkturwinkel ist abhängig von der behandelten Körperstelle. Unterschieden werden drei Hauptwinkel: senkrechte Punktur, schräge Punktur und waagerechte Punktur oder subkutane Punktur.

Wie tief werden nun die Nadeln gestochen? Das hängt von der punktierten Körperstelle ab. In die Fingerbeere wird man natürlich nicht tief punktieren, während die Oberschenkel ohne weiteres eine starke Punktur zulassen. Entscheidend ist auch die Tiefe der Energieleitung – von einem Millimeter beim Nagelfalzwinkelpunkt bis zu etwa zwölf Zentimetern beim Hüftgelenk. Bei gewissen Erkrankungen werden bis zu 40 Zentimeter lange Nadeln den Meridianverlauf entlang parallel zur Hautoberfläche gesteckt, so zum Beispiel bei Lähmungen.

Die Dauer der Punktur hängt von der Krankheit und vom Gesamtenergiezustand des Patienten ab. Bei sehr energiearmen Patienten darf nur kurz punktiert werden – oft müssen dann die Zeitspannen zwischen den Behandlungen verkürzt werden. Bei starken Schmerzen und besonders bei chronischen Leiden werden die Nadeln über längere Zeit in den Punkten gelassen. Doch die Durchschnittsdauer der Punktur liegt zwischen 10 und 20 Minuten.

Auch die Lage des Patienten variiert je nach Behandlungsstruktur. Bei einer Globalbehandlung liegt der Patient zuerst auf dem Bauch, denn zunächst muß das Yang gestochen werden, der Rücken. Dann wird das Inn punktiert, Thorax, Abdomen und Körpervorderseite; und der Patient liegt auf dem Rücken. Dies trifft für den männlichen Patienten zu; bei der

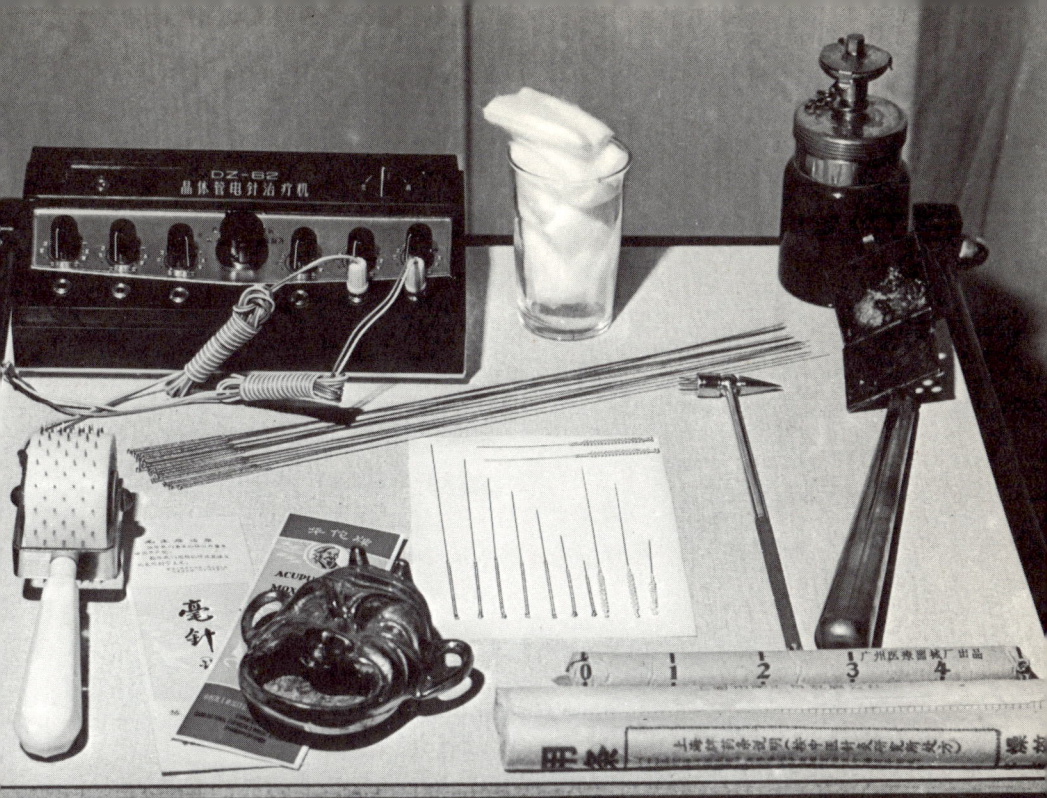

Wir haben bereits gesehen, daß die Akupunktur durch Nadeln in gewissen Punkten, die energetischen Zentren entsprechen, auf die Energie des Menschen einen Einfluß ausübt. Abgesehen von der Nadelung kann man auch gewisse Punkte massieren und dadurch die Energie des Menschen beeinflussen, ebenso auch mit brennenden Kräutern *(Moxa)*.

Frau, die Inn ist, wird umgekehrt vorgegangen. Je nachdem kann nur der Bauch oder nur der Rücken behandelt werden. Bestimmte Punkte können auch an sitzenden Patienten behandelt werden. Die Vielfalt der Positionen beweist die Unkompliziertheit der Akupunkturpraxis, die auch als ambulante Therapie geeignet ist. Der »medizinische Arbeiter« Rotchinas kann mit seinem Nadelvorrat in den entlegensten und wildesten Gegenden des Landes behandeln.

Moxa und Massagen

Moxa ist das japanische Wort und bedeutet »Kräuterkügelchen abbrennen«. Das chinesische Synonym ist *Kao*, das vietnamesische *Cuu*. Besonders während der Kolonialzeit wurde diese Thermogenotherapie als Akupunkturersatz benutzt. Die Nadeltherapie hatte ihr antikes Prestige verloren – zugunsten der westlichen Medizin. So wandten sich die Quacksalber mit Vorliebe dem Kao zu, das einfa-

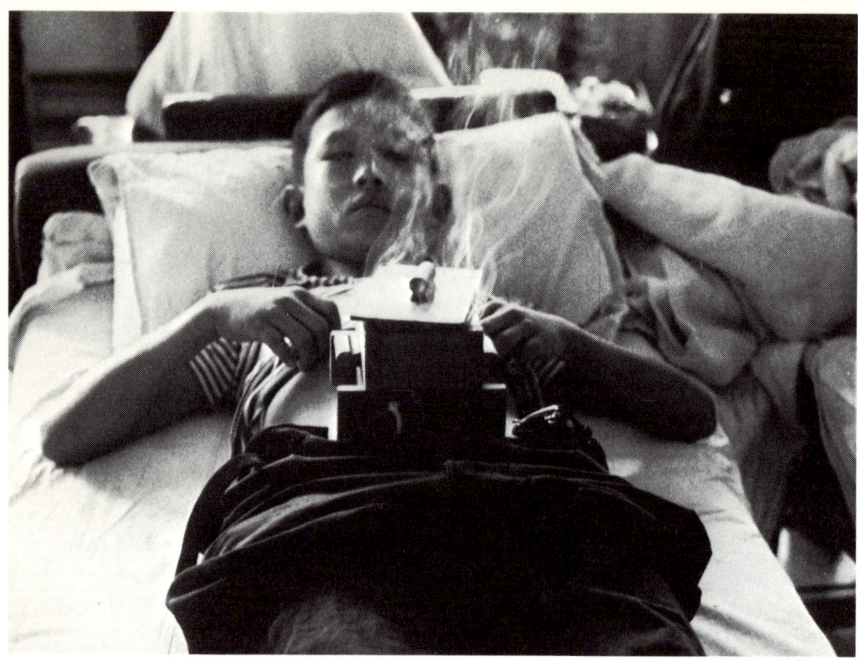

Anwendung eines Moxa-Apparates bei einem Fall von chronischer Blasenschwäche.

cher anzuwenden ist als Akupunktur. Im europäischen Mittelalter gab es auf den Märkten Zahnzieher – noch vor wenigen Jahren gab es auf den nordvietnamesischen Märkten Cuu-Brenner.

Die Kao-Kügelchen werden hergestellt aus Beifußblättern. Getrocknet werden die bitter schmeckenden Blätter ähnlich wie Tabak. Die Größe der geformten Kügelchen variiert – die kleinsten haben den Umfang eines Reiskörnchens, die größten den eines halben Dattelkerns. Sie werden unmittelbar auf der Haut abgebrannt und rasch entfernt, sobald der Patient Brennen verspürt. Je nach Krankheit werden drei bis fünf Kügelchen auf demselben Meridianpunkt verbrannt. Bei schweren und chronischen Erkrankungen können bis zu 200 Kao-Kügelchen verwendet werden! Die Kügelchen kann man an die Akupunkturnadel stecken, wenn deren Wärmeeffekt durch Tiefenwirkung erhöht werden soll.

Andere Kao-Methoden: Kao-Pulver kann in siebartige Behälter eingeführt und dort verbrannt werden. Durch das Sieb kann der Kräuterrauch entweichen und die Zonen, über die man den Behälter führt, erwärmen. Die Verarbeitung des Kao-Pulvers zu Zigarren ermöglicht eine besonders präzise Erwärmung.

Kao kann auch verbunden werden mit anderen medikamentös wirkenden Substanzen aus der traditionellen chinesischen Arzneimittelkunde.

Ingwer-Kao hat eine Yang- und eine Feuchtigkeitswirkung. Die Zusammensetzung harmonisiert besonders die Energien Yong und Wei und wird hauptsächlich verwendet bei Krankheiten der Kälte und des Windes wie Seekrankheit und Erbrechen, Blähungen des Abdomens, Asthma.

Salz-Kao wird ausschließlich am Bauchnabelpunkt (8. Jenn-Mo-Punkt) verbrannt: Das Salz ist Inn und sediert die Wärme, erfrischt das Blut und die Energie und wirkt als Brechreiz. Paradoxerweise wird hier eine Brenntherapie als Kälteeffekt verwendet!

Spezifische medikamentöse Wirkungen erzielt man auch mit Zwiebel-Kao oder Knoblauch-Kao.

Wie jede Therapie kennt auch das Kao bestimmte Kontraindikationen. Kao ist meistens eine Thermogenotherapie, eine wärmegebende Behandlung – darf also nicht bei Hitzekrankheiten, Fieber und Fülle an Wärmeenergie verabreicht werden. Also auch nicht bei Krankheiten im akuten Entwicklungsstadium.

Kao darf nicht am Gesicht, an Zonen, in denen Herzenergie zirkuliert, an Körperstellen, in denen viele Sehnen, Venen oder Arterien sind, oder am Unterbauch schwangerer Frauen abgebrannt werden.

Zudem gibt es 44 Punkte, auf denen kein Kao gesetzt werden darf.

Die Meridianpunkte können durch Massieren beeinflußt werden. Diese Technik ist mindestens so alt wie die Nadeltherapie. Zur Zeit der Han-Dynastie (3. Jahrhundert vor bis 3. Jahrhundert nach Christi) wurden zahlreiche Werke über Massagen als öffentliche Therapie erklärt, und am Kaiserlichen Medizininstitut wurde ein Lehrstuhl für Massage geschaffen. Zur Zeit der Sung (10. bis 13. Jahrhundert) herrschte unter den Intellektuellen Chinas die »Bewegung der neuen Richtungen«. Die Massotherapie wurde als altes Relikt verachtet, als »Ausnützung des Menschen« verdammt und die systematische Zerstörung der Massagebücher verordnet. Zur Zeit der Ming (14. bis 17. Jahrhundert) wurde die Massage wieder eingeführt. Unsere Kenntnisse beruhen auf den Errungenschaften dieser Epoche.

Der Haupteffekt der energetischen Massage ist das Wiederöffnen blockierter Energieströme und die Wiederaktivierung von stillgelegten Energie- oder Blutzirkulationen. Es wird genau unterschieden zwischen Massagetechniken, die bei Erwachsenen, und solchen, die bei Kindern durchgeführt werden sollen.

Die Krankheitsentstehung nach der chinesischen Medizin

Wie schon beschrieben, unterliegt der Mensch als Lebewesen den kosmischen Einflüssen aus dem Weltall. Durch seine Abhängigkeit von Himmel und Erde wird er durch alle Energien, die im Himmel und auf der Erde entstehen, beeinflußt. Ist sein eigener Mikrokosmos stark genug, die äußere Beeinflussung abzuwehren, so bleibt der Mensch im energetischen Gleichgewicht und ist gesund. Wird die menschliche Energie durch äußere Einflüsse gestört, so entsteht Krankheit.

Die chinesische Krankheitslehre ist äußerst umfangreich und sehr genau eingeteilt. Jede Erkrankung muß nach bestimmten Regeln diagnostiziert werden, bevor der Arzt zur Behandlung schreiten kann. Er behandelt mit Nadeln, mit natürlichen Heilmitteln und mit Moxa. Das erlaubt ihm, die entsprechende Behandlungsweise auszuwählen. Hier wird der Unterschied zwischen traditioneller und europäisierter Akupunktur wieder deutlich. Das lückenhafte System der westlichen Nadelheilkunst leistet nichts zum Verständnis der energetischen Krankheitsprozesse. Die Therapie degeneriert dadurch zur simplen Rezeptanwendung, der Erfolg zur reinen Lotterie.

Die äußeren Erkrankungen

Abgesehen von Viren, Bakterien, Würmern, Parasiten und Giften steht der Mensch unter der Einwirkung des Klimas. Klima heißt Beeinflussung durch die Energien der verschiedenen Jahreszeiten. Diese Bezeichnung scheint uns Europäern etwas eigentümlich. Man kann sich kaum vorstellen, daß das Klima auf uns zivilisierte Menschen in unseren zum Teil klimatisierten Wohnungen einwirken kann. Es ist aber eine Tatsache, daß wir alle unter dem jahreszeitlichen Klimawechsel und unter bestimmten Wetterverhältnissen leiden. Manche haben Kopfschmerzen, andere sind müde. Rheumatiker spüren den Wetterwechsel kommen. Viele Kinder bekommen Blasen-, Nieren- oder sonstige Erkältungskrankheiten, wenn sie mit nackten Füßen in der Kälte gespielt haben.

In diesem Sinn dürfte der Einfluß der Wetterverhältnisse auf den Menschen deutlich sein. Diese klimatischen Einflüsse auf die menschliche Energetik werden in der Akupunkturlehre als kosmopathogene Einflüsse bezeichnet.

Kosmisch bedingte Krankheiten

Die französischen Übersetzer der sino-vietnamesischen Texte haben den Ausdruck »perverse Energie« *(Energie perverse)* geprägt. So eigentümlich der Name anmuten mag, er entspricht doch genau der energetisch-medizinischen Vorstellung. Die kosmischen Energien: Wind,

Hitze, Feuchtigkeit, Trockenheit und Kälte werden »pervers«, weil sie Funktionen des Körpers pervertieren, durcheinanderbringen. Wärme und Kühle, in einem ausgewogenen Verhältnis, braucht der Organismus. Bleibt man aber im Durchzug oder auf kalten Fliesen stehen, so wirkt die Kälte zu intensiv auf den Körper ein. Es entstehen Erkältungen. Wenn die kosmischen Energien zur falschen Jahreszeit vorherrschen, wirken sie ebenfalls krankheitserregend, beispielsweise kalter Wind im Sommer oder auch Föhn.

Die Akupunkturlehre hat in bezug zu den äußeren kosmopathogenen Energien eine ganz bestimmte Einteilung vorgenommen. Diese Einteilung entspricht den Jahreszeiten. Die Chinesen teilen das Jahr gemäß der 5-Elementen-Lehre in fünf Jahreszeiten ein. Diese fünf Jahreszeiten und ihre entsprechenden Elemente sind:

Kosmopathogene Energie	Element	Jahreszeit
Wind	Holz	Frühling
Hitze und Feuerenergie	Feuer	Hochsommer
Feuchtigkeit	Erde	Spätsommer
Trockenheit	Metall	Herbst
Kälte	Wasser	Winter

Jede dieser Jahreszeiten hat ihre besondere Energie. Diese Energien entsprechen ebenfalls der 5-Elementen-Lehre; jedes Element einer Jahreszeit und einer kosmischen Energie.

Diese genau definierten kosmischen Energien können gemischt vorkommen. So gibt es zum Beispiel kalten trockenen Wind; es gibt aber auch warmen feuchten Wind.

Die verschiedenen kosmischen Energien wirken um so stärker auf den menschlichen Organismus ein, da sie nicht jahreszeitgemäß auftreten. Der Organismus stellt sich mit seiner Abwehr auf die Jahreszeiten ein. Ein kalter Wind wird im Sommer mehr Krankheiten verursachen als im Winter. Warme Winde sind im Winter gefährlicher als im Sommer.

Die verschiedenen kosmopathogenen Energien können ebenfalls in Yang- und Inn-Energien eingeteilt werden: die Yang-Energien sind rasch, bewegen sich schnell und entsprechen der Wärme, während die Inn-Energien kalt, unbeweglich sind und der Kälte entsprechen. So sind Wind, Wärme und Trockenheit Yang-Energien, Feuchtigkeit und Kälte Inn-Energien.

Fong – der Wind
Es dürfte nicht schwierig sein, einzusehen, daß der Wind eine Energie darstellt. Abgesehen von seiner mechanischen Energie enthält er je nach Windrichtung auch kosmische Ladungen, die die Körperenergie neutralisieren können und damit in die Körperoberfläche eindringen.

Der Wind ist eine der häufigsten Krankheitsursachen, als eine rasche Energie kann er mühelos in den Körper eindringen. Die »Eintrittspforten« sind meistens Meridianpunkte auf den Wangen oder am Hinterhaupt. Durch Halstücher kann man sein Eindringen verhindern. Die Windkrankheiten sind zahlreich und können je nach Energieverlauf andere Formen annehmen. Es gibt drei Hauptstadien:

Erstens das Eindringen der Windenergie

in die oberflächlichsten Energieäderchen. Die kosmopathogene Energie ist in den äußersten Verzweigungen der Nebenmeridiane lokalisiert, die vorwiegend Schutzenergie enthalten. Zuerst entstehen lokale Schmerzen in der Einflußzone. Ist aber die Schutzenergie geschwächt, zum Beispiel wegen mangelhafter Ernährung oder psychosomatischer Störungen, so strömt die kosmopathogene Energie tiefer in den Körper ein.

Zweitens das Eindringen der Windenergie in die Nebenmeridiane. Die tendino-muskulären Meridiane werden mit Krankheitsenergie gefüllt. Es entsteht Hochspannung, nicht an körpereigener Energie, sondern eben an »perverser Energie«. Diese muß durch Punktur »sediert«, das heißt neutralisiert und ausgeschieden werden – die Schutzenergie des Körpers entsprechend »tonisiert«, konzentriert und herbeigezogen werden. Das ist eine Bedeutung der Formel: »Die Leere toni-

Historische Darstellungen von Meridianverläufen. Fortlaufend auf den nächsten Seiten von links nach rechts: Dickdarm, Magen, Lunge, Milz, Kreislauf, Blase, Leber, Drei Erwärmer, Dünndarm, Niere, Gallenblase, Herz.

sieren, die Fülle sedieren«, eine der Lieblingsformeln der europäischen Akupunkturmystiker. Was tonisiert, was sediert werden muß, woraus die Fülle und woraus die Leere besteht, wird nicht erklärt. Wird nichts gegen die Krankheit getan, so kann die kosmopathogene Energie drittens in die Hauptmeridiane eindringen. In den Hauptmeridianen trifft der Wind nicht nur die Schutzenergie, sondern auch die Nährenergie. Wenn ihm diese Energien Widerstand leisten, entsteht ein Energiekampf, der sich durch Fieber mit Schüttelfrost bemerkbar macht. In den Hauptmeridian strömt die Windenergie dort, wo dieser mit dem Nebenmeridian verknüpft ist. Die Körperenergie verteidigt den Organismus, indem sie versucht, die kosmische Energie in die Meridianumgebung oder in Seitenmeridiane abzuleiten. Gelingt es ihr nicht, so kann die Krankheitsenergie bis zu den Organen vordringen.

In der chinesischen Medizin gilt der Grundsatz, je tiefer die kosmopathogene Energie in das Meridiansystem eingedrungen ist, desto gefährlicher ist die Krankheit. Sie ist dann um so schwieriger zu heilen; denn kompliziertere Meridianpunktkombinationen müssen therapeu-

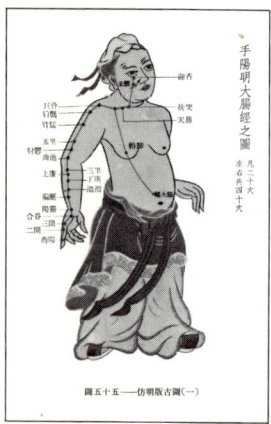
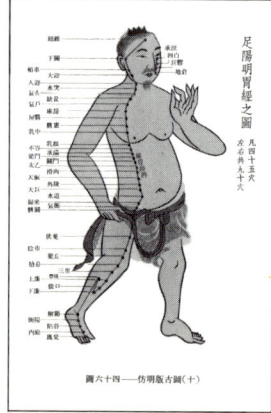
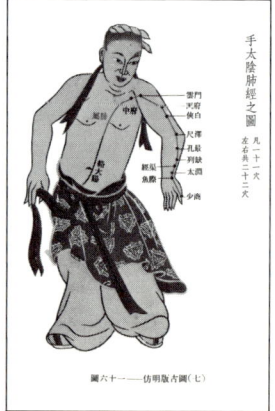

tisch genutzt werden, will man die kosmische Energie wieder aus dem Körper ausscheiden.

Wie sieht eine Windkrankheit konkret aus? Sie kann zum Beispiel mit Zahnschmerzen beginnen. Die Windenergie ist über Wangen-Meridianpunkte eingedrungen. Fließt dann die Windenergie in den Magen-Meridian über, dann bleibt die erstbefallene Zone energieleer. Es kann eine Lähmung einer Gesichtshälfte entstehen. Oder der Krankheitsfaktor kann über Energiekreuzungspunkte in eine andere Energieleitung überströmen. Die Folgen sind zum Beispiel starke migräneartige Schmerzen an den Schläfen und im Nacken. Weiteres Krankheitsstadium sind heftige rheumatische Schmerzen in der Schulter. Die Windenergie ist über spezifische Energieleitungen über den Hals in die Schulter gedrungen. Alle diese Krankheiten sind noch energetisch, das heißt beweglich, und Ausdruck besonderer Störungen der Energiebewegungen. Es kann auch geschehen, daß eine Körperzone vollständig energieleer, energietot, »ausgetrocknet« wird. Die Krankheit beginnt, sich zu materialisieren. Es zeigen sich Phänomene wie Sehnenverkalkungen.

Die Windenergie kann auch ins Körperinnere einströmen – über Rachen-Meridiane eine Angina auslösen, über Lungenenergie-Leitungen Bronchitis oder sogar Lungenentzündung. Auch viele Kinderkrankheiten und Grippen sind »Windkrankheiten«.

Am Beispiel einer rheumatischen Erkrankung dürfte es klar sein, daß es schwierig ist, dieselben Methoden der Statistik im Sinn der westlichen Medizin für die traditionelle chinesische Medizin anzuwenden. Nehmen wir die in der westlichen Medizin *Periarthritis humero-scapularis* genannte Erkrankung an, die durch Entzündungen zu kleinen Verkalkungen im Schultergelenk führt. Für die westliche Medizin handelt es sich um ein und dieselbe Erkrankung, die für jeden daran leidenden Patienten dasselbe bedeutet. Die Patienten können kaum mehr Bewegungen des Schultergelenks durchführen, können keine Gegenstände heben und die Hand nicht mehr zum Rücken führen. Für die traditionelle chinesische Medizin sind diese Erkrankungen aber äußerst verschieden. Wir haben gesehen, daß sie zum Beispiel durch feuchten Wind verursacht werden können. Der feuchte Wind ist aber nur einer der wirkenden Fakto-

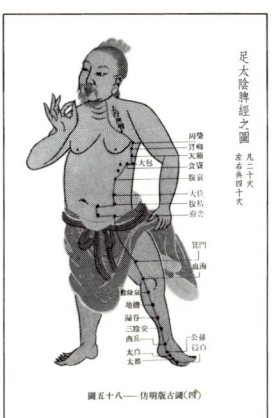

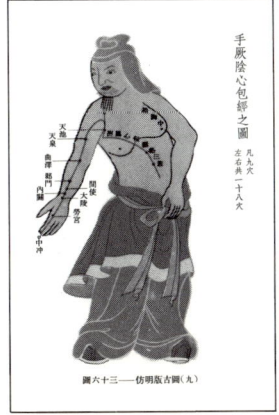

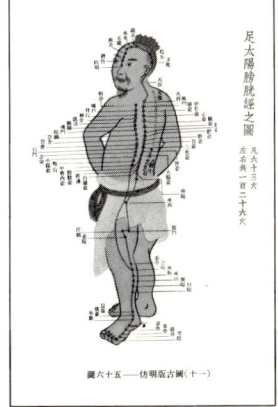

ren. Ein Faktor erlaubt aber nicht, eine
wissenschaftliche Statistik aufzustellen.
Der zweite Faktor, das heißt die Ausgangslage der Abwehrenergien des Patienten, kann sehr verschiedenartig sein.
Die körpereigene Energie kann durch
viele Möglichkeiten gestört sein. Der Patient kann sich schlecht ernährt haben; es
kann sich um eine Person mit familiären
Schwierigkeiten handeln. Es kann ein Patient sein, der viele Sorgen hat oder lokal
seine Abwehrkräfte durch Überarbeitung
geschwächt hat. Damit sehen wir, daß für
die Akupunkturlehre eine Statistik, die
Krankheiten im Sinn der westlichen Medizin erfassen und auswerten möchte, beinahe unmöglich wird.
Man müßte, um der Statistik gerecht zu
werden, zuerst alle Ursachen der verschiedenen, an der gleichen Erkrankung im
westlichen Sinn leidenden Patienten abklären und verschiedene Kategorien aufstellen, um dann zu sehen, welche dieser
Kategorien in welchem Prozentsatz durch
Akupunkturbehandlung geheilt werden
können.

Thu – die Wärme
Wärme und Hitze sind Sommer-Energien
– können aber auch zu anderen Zeiten

»pervertierend«, krankheitserregend,
wirken. Eine klassische Wärmekrankheit
ist der Sonnenstich. Zuviel Wärme kann
natürlich auch in die Tiefe dringen und
dort entsprechend schwerste Erkrankungen hervorrufen, wenn die Wärme die
Flüssigkeit des Körpers austrocknet und
so lebensgefährliche Erkrankungen hervorruft wie hohes Fieber mit komatösen
Zuständen, choleraartige Brechdurchfälle, Dysenterien.

Thap – die Feuchtigkeit
Die Energie des Spätsommers ist die
Feuchtigkeit – eine langsame Inn-Energie, die praktisch nur in den Körper eindringen kann, wenn sie vom Wind transportiert wird. Im Gegensatz zum Wind,
der bald da, bald dort eine Krankheit auslöst, ist die Feuchtigkeit eine schwerfällige Energie, die sich irgendwo im Körper
festsetzt und nicht mehr weiterströmt.
Die Folgen sind schwere und lokal fixierte
Erkrankungen, meist rheumatischer Art,
die oft mit Schwellungen verbunden sind.
Es ist die typische Energie der chronischen Krankheiten. Sie verursacht
Schmerzen, die mit jedem Wetterwechsel
schlimmer werden. Je nach Lokalisierung
variieren die Symptome: von Nasenver-

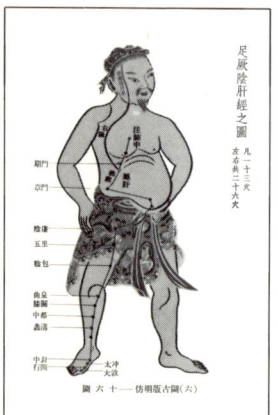 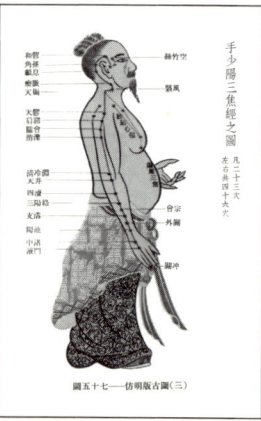 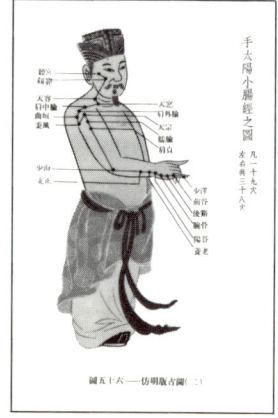

stopfungen bis zu Fußschwellungen, von Gelbsucht bis zu Gelenkschmerzen und Brechdurchfällen.

Wie stellt man sich Feuchtigkeit als eine Energieform vor? Dies ist möglich, wenn man Feuchtigkeit als Ansammlung kleinster Wassertröpfchen betrachtet, wobei jedes Tröpfchen durch seine Form und Größe eine gewisse energetische Ladung hat. Diese Energiespannung kann auf eine geschwächte Körperenergie einwirken und somit Krankheiten auslösen.

Tao – die Trockenheit

Als Energie des Herbstes verursacht die Trockenheit oft Lungenkrankheiten. Sie kann allein, oder mit Wind, Wärme oder Kälte gemischt, Krankheiten erregen. Es ist eine Yang-Energie. Die ausgelösten Krankheiten wandern rasch durch das Meridiansystem des Körpers. Äußerlich zeigen sich die Trockenheitskrankheiten durch Symptome wie trockene Nase, trockener Hals, trockener Mund, trockene Lippen, Durst, Speichelmangel, trockene und brüchige Haut, rarer Urin, Verstopfung.

In der chinesischen Medizin werden zwei Typen von Trockenheitskrankheiten unterschieden:

Die Frühherbstkrankheit: die sommerliche Hitze dauert an, der herbstliche Regen bleibt aus; der normale Ablauf der Jahreszeiten ist durch diese Verspätung gestört; die Symptome sind Fieber, Durst, Transpiration, trockene Nasenschleimhaut, Brustschmerzen, Husten, blutiger Auswurf, Gefühl des Energiesteigens im Körper.

Die Spätherbstkrankheit: ein kühler und windiger Spätherbst schafft die Voraussetzung zu dieser Krankheitsform; die kosmopathogenen Energien Wind und Trockenheit verbinden sich und werden zum Krankheitsfaktor; die Symptome sind leichte Kopfschmerzen, Furcht vor der Kälte, Husten, fehlende Transpiration, verstopfte Nasen.

Die Frage ist berechtigt, wie Trockenheit eine Energie bilden kann. An schwülen Sommertagen herrscht vor Gewittern eine heiße und trockene Luft, die elektrisch geladen wirkt. Diese Energieladung kann in schwache Körperzonen eindringen und spezifische Krankheiten bewirken.

Han – die Kälte

Als Winter- und Inn-Energie dringt die Kälte von unten her in den Körper ein.

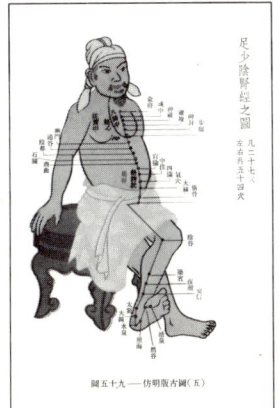

图五十九——仿明版古图（五）

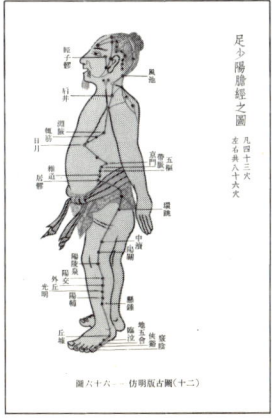

图六十六——仿明版古图（十二）

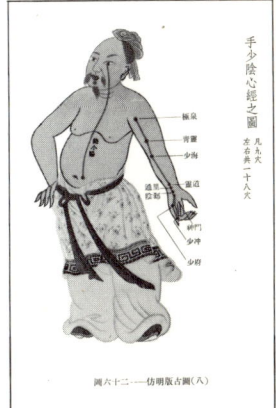

图六十二——仿明版古图（八）

Zuerst befallen werden die Fußmeridiane. Die Vermischung mit der Inn-Körperenergie führt oft zu Ödem (Wassersucht) nach der Gleichung: Kälte + Inn = Wasser. Besonders gefährlich ist das Vorherrschen von Kälteenergie in warmen Jahreszeiten. Wie alle kosmopathogenen Energien dringt die Kälte zuerst in die Nebenleitungen des menschlichen Energiesystems ein.

Die inneren Erkrankungen

Durch die Ernährung können ebenfalls Erkrankungen verursacht werden. Hier kann uns die 5-Elementen-Lehre helfen, die den Einfluß der verschiedenen Nahrungsmittel auf die Organe beschreibt:
Zu saure Nahrung schadet der Leber.
Zu bittere Nahrung schadet dem Herz.
Zu süße Nahrung schadet der Milz.
Zu pikante Nahrung schadet den Lungen.
Zu salzige Nahrung schadet den Nieren.
Diese Beziehungen kennen wir zum Teil auch in der westlichen Medizin, beispielsweise Mangelkrankheiten bei einseitiger Ernährung.
Wenn wir die psychischen und die ernährungsbedingten Faktoren getrennt behandeln, so soll das nicht heißen, daß sie oft getrennt auftreten. Die tägliche Praxis zeigt, daß Ernährungsschwierigkeiten häufig mit seelischen Problemen verbunden sind. Man denke nur an die schlechten Eßgewohnheiten übermüdeter und nervöser Menschen oder an die schlechte Verdauung einer in Ärger und Streit verbrachten Mahlzeit. Wird beispielsweise ein Organ durch einen Krankheitsvorgang geschwächt, so wird es für die anderen Krankheitsfaktoren empfindlich. Es entsteht eine Häufung von Krankheitsphänomenen. Äußerlich grundverschiedene Krankheitszeichen rühren vom gleichen Ursachenkomplex her. In der westlichen Schulmedizin war es bislang üblich, in solchen Fällen für jedes Einzelübel eine andere Pille, ein anderes Pulver, andere Tropfen, andere Massagen, Bestrahlungen oder chirurgische Eingriffe zu verschreiben. Demgegenüber wird in der Akupunktur die Erkrankung als Gesamtvorgang verstanden – das energetische Denken und die Kenntnis der Meridiantopographie ermöglichen es immer, den Patienten als Gesamtpersönlichkeit zu sehen. Unsere Kapitel und Abschnitte sollen deshalb nie als getrennte Aktionsbereiche interpretiert werden.

Die psychischen Krankheitsfaktoren

Auch für die psychischen Energien bestehen in der chinesischen Erkrankungslehre genaueste Beziehungen nach der 5-Elementen-Lehre. Die psychischen Faktoren beeinflussen die fünf Organe, und umgekehrt wird das psychische Verhalten von den fünf Organen beeinflußt. Leberleidende werden leicht wütend. Herzleidende können zu fröhlich sein, Milzleidende machen sich viele Sorgen. Lungenkranke sind oft traurig. Nierenkranke sind oft ängstlich.
Die Wut schadet der Leber. Die Freude schadet dem Herzen. Die Sorgen schaden der Milz. Die Traurigkeit schadet den Lungen. Die Angst schadet den Nieren. Schaden bedeutet hier Schwäche. Wird die Energie eines Organs oder Hohlorgans geschwächt, so erleidet der Patient durch diese Schwächung zahlreiche Wechselwirkungen zwischen den Organen und wird krank. Gleichzeitig bewirkt diese Schwächung eine Abnahme der Abwehrkraft an bestimmten Körperstellen, so daß die kosmopathogenen Energien leichter eindringen können. Die Ernährung wird einseitig, weil der Patient sein inneres energetisches Gleichgewicht nicht mehr aufrechterhalten und dadurch Diätfehler nicht mehr ausgleichen kann.

Die Wut

Es gibt viele Menschen, die unter häufigen Wutanfällen leiden. Jeder Wutanfall schwächt die Leberenergie und bereitet dadurch schwere Erkrankungen vor. Viele Gallenblasensteine sind darauf zurückzuführen. Gelbsucht kann sogar durch wiederholte Wutanfälle ausgelöst werden. Zudem sind gewisse Schlaganfälle darauf zurückzuführen.

Die Freude

Daß die Freude dem Herzen schadet, ist uns bekannt – denken wir doch nur an die häufig eintretenden Herzerkrankungen durch Freude. Es gibt sehr viele Menschen, die gesund sind, solange sie streng arbeiten. Bei einer Entspannung aber wie Ferien, Mittagessen, Geburtstag machen sie einen Infarkt durch. Was vom westlichen Standpunkt aus praktisch unerklärlich ist, wird durch die chinesische Akupunkturlehre leicht verständlich.

Die Sorgen

Die Sorgen schaden der Milz. Dabei entstehen Erkrankungen, die der Milzfunktion entsprechen, also der Verdauungsfunktion. Viele Magengeschwüre sind daher auf Sorgen zurückzuführen. Bei Sorgen kommt es nicht nur auf die tatsächlichen Sorgen an, sondern auch auf die Reaktion des Patienten. Viele Leute neigen dazu, sich über alles Sorgen zu machen. Sie haben Mühe, aus diesem krankmachenden Kreis herauszukommen: einerseits schaden Sorgen der Milz, andererseits ist eine schwache Milz für Sorgen anfälliger.

Die Traurigkeit

Die Traurigkeit schadet den Lungen. Dies dürfte wohl einer der wesentlichsten Faktoren bei Lungenerkrankungen sein. Die meisten Lungenkranken haben öfters Anfälle von Traurigkeit. Umgekehrt bedingt schwache Lungenenergie meist Traurigkeit, und man kann häufig bei den depressiven Zuständen eine deutliche Schwäche im Lungen-Meridian feststellen, wobei die ersten zwei Lungenpunkte in der Nähe der vorderen Achselhöhle bei Druck schmerzhaft sind. Diese Schwäche der Lungenenergie bedingt dann den Zustand der Traurigkeit.

Die Angst

Die Angst schadet den Nieren. Schwache Nieren bedeuten Ängstlichkeit. Viele Menschen sind ängstlich, weil eben ihre Nierenenergie sehr schwach ist. Dabei bedeutet schwache Nierenenergie nicht unbedingt eine Nierenerkrankung. Eine Schwäche der Nierenenergie (Willensenergie gleich Wasser), die die Feuerenergie im Sinn der 5-Elemente-Lehre (Herzenergie gleich mentale Energie) nicht mehr neutralisiert, bewirkt ein Überströmen der Feuerenergie des Herzens in die Brustgegend und damit Angstzustände, Herzbeklemmung und Atemschwierigkeiten. Dieses Überströmen kann bis zur Traurigkeit führen, wenn die Feuerenergie in den Lungen-Meridian eindringt und dadurch eine Depression verursacht (das Feuer entspricht dem Herzen, es schadet dem Metall, das für die Lunge steht).

Erkrankungen durch Mikroorganismen

Hier unterscheidet sich die traditionelle chinesische Medizin nicht wesentlich von der westlichen Medizin. Eine Ausnahme bildet vielleicht der Energiezustand des Patienten. Bei Befall durch Bakterien, Parasiten, Würmern oder Viren wird der kranke Körper je nach Zustand seines Energiehaushalts verschiedenartig reagieren.

Ein schwacher Patient wird gar nicht oder nur wenig reagieren und damit dem Eindringling erlauben, sich auszubreiten,

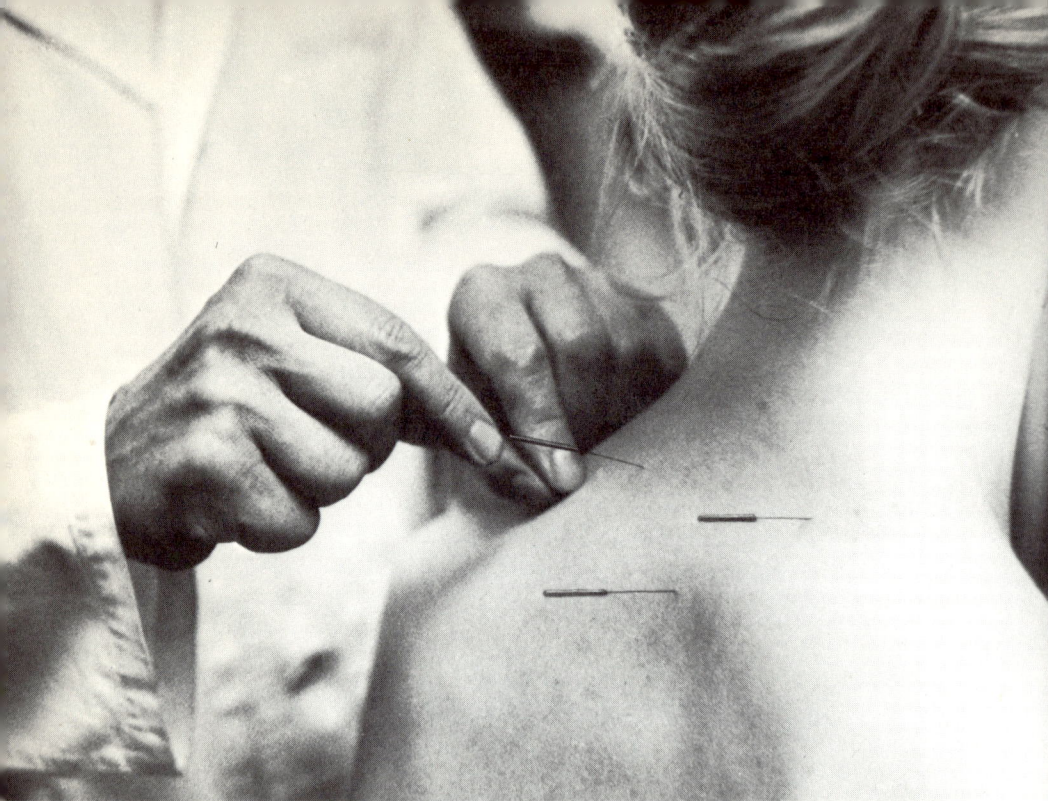

Auch in Europa ist die Akupunktur inzwischen zu einer verbreiteten Heilmethode geworden.

während der an Energie starke Patient heftige Reaktionen aufweist und meist selbständig den Eindringling vernichtet.

Akupunktur als psychosomatische Medizin

Wir haben bereits bei der 5-Elementen-Lehre gesehen, daß wesentliche Beziehungen zwischen Psyche und Energie des Menschen bestehen. Der Leistungszwang

in unserer materialistisch orientierten Gesellschaft bereitet den meisten Menschen ein Leben voller überflüssiger Sorgen, die den Arbeitsalltag, die Freizeit und das Familienleben negativ beeinflussen. Durch diese Sorgen wird gerade die Nierenenergie, die in der chinesischen Psychosomatik der Wasser- und Willensenergie entspricht, geschwächt. Der Kreislauf zwischen Wasser und Feuer, das heißt zwischen kalter Willensenergie der Niere einerseits und zwischen warmer mentaler Energie des Herzens andererseits, wird dadurch unterbrochen. Die durch Sorgen geschwächte Nierenenergie steigt nicht mehr nach oben, und man spricht von einer Behinderung der Willensenergie. Die Feuerenergie des Herzens gerät dadurch in einen Füllezustand, die ihr entsprechende mentale Energie wird zu stark; sie kann nicht mehr nach unten zur bereits geschwächten Niere abfließen. Sie überbordet gewissermaßen in den oberen

Körperpartien und bewirkt dort durch zu viel Wärmeenergie Angstzustände, Herzklopfen und Schlaflosigkeit.

In diesem ersten Stadium der psychosomatischen Erkrankungen befinden sich heute sehr viele Menschen. Die Behandlung ist relativ einfach. Sie beruht darauf, die Wasserenergie der Niere und damit die Willensenergie zu stärken und so den Kreislauf zwischen Wasser und Feuer wieder zu schließen. Dies wird durchgeführt, indem man Milz und Magen tonisiert, damit über den Drei-Erwärmer-Kanal mehr Nährenergie zu den Nieren fließt und die Willenskraft wieder gestärkt wird. Da die falsche Lebenseinstellung eines Patienten die Ursache seiner Erkrankung ist, muß der Arzt, um Rückschlägen vorzubeugen, in dieser Richtung versuchen, Einfluß zu nehmen.

Im zweiten Stadium einer psychosomatischen Erkrankung dringt die überbordende Feuerenergie in die Meridiane ein und beginnt, diese zu schädigen. Dabei sind die in der oberen Thoraxpartie durchfließenden Hauptmeridiane betroffen.

Dringt die Feuerenergie in den Lungen-Meridian (Metall) ein, so schadet das Feuer den Lungen und der Patient wird traurig, was einem Depressionszustand entspricht. Dieser Zustand wird unter anderem daran diagnostiziert, daß die Feuerenergie die ersten zwei Lungen-Punkte in der vorderen Achselgegend schmerzhaft macht und daß außerdem meistens eine leichte Rötung zwischen den Augenbrauen entsteht, einem Punkt, der von den Chinesen *Inn Trang* genannt wird und als Außer-Meridianpunkt eine Kreuzungsstelle aller Yang am Kopf bezeichnet.

Die Behandlung einer Depression im zweiten Stadium wird so durchgeführt wie die Behandlung der Symptome im ersten, wenn auch mit mehreren Ausnahmen. Die Lunge muß tonisiert und die überstarke Yang-Energie oder Feuerenergie aus der oberen Körperhälfte und der äußeren Körperpartie nach innen gesandt werden, was durch die longitudinalen Lo-Gefäße der Yang-Meridiane am Arm geschehen kann. Wir haben ja gesehen, daß die Energie vom Lo-Punkt aus im longitudinalen Lo-Gefäß direkt zum Organ zieht. Stechen der Lo-Punkte der Dickdarm- und Dünndarm-Meridiane bringt den Energieüberschuß in den Armen zu den Hohlorganen und damit zum Kanal der Drei Erwärmer, der die Energie den Nieren zuführt und diese dadurch stärkt.

Durch Übergreifen der Feuerenergie in den Leber-Meridian kann der Patient leicht cholerisch werden und zu Wutanfällen neigen. Ein Patient, der in einer starken Depression einen Wutanfall hat, ist suizidgefährdet. Man sticht daher den Wasser-Punkt der Leber, um die Feuerenergie auszugleichen, und wirkt dadurch gegen die Selbstmordgefahr. Es gibt natürlich bei Überborden der Feuerenergie noch viele andere Symptome wie Irrsinn und andere psychische Erkrankungen.

Hier möchte ich noch einfügen, daß viele Patienten nicht einverstanden sind, wenn ich ihnen sage, daß ihre Willenskraft schwach sei. Sie behaupten dann, sie hätten ganz im Gegenteil viel Willen. Hier muß erwähnt werden, daß der Wille, der dem Menschen erlaubt, etwas zu tun, nicht dasselbe ist wie die Willenskraft, die es ihm erlaubt, das zu tun, wozu ihn sein Wille zwingt. Man kann oft durch einen starken Willen seine gesamte Willenskraft aufbrauchen und nachher schwer erkranken, weil man dadurch die Nieren geschädigt hat und damit die ancestrale Energie, die ja eine der Grundlagen der menschlichen Energetik darstellt.

Neben dem Ausgleich zwischen Geist/Feuer und Willen/Wasser spielt die Harmonie der Leidenschaften eine zentrale Rolle in der energetischen Psychosomatik. Die alten Chinesen unterschieden zwischen sieben Leidenschaften. Jede Leidenschaft entspricht einem Organ und schadet diesem, wenn sie zu heftig wird und dessen Energie unterdrückt. In der Praxis verwendet man meist nur fünf Leidenschaften: Zorn, Freude, Nachdenken (Sorgen), Traurigkeit und Angst:

Leidenschaft	Entsprechendes Organ	Entsprechendes Element
Zorn	Leber	Holz
Freude – Gemütserregung	Herz	Feuer
Traurigkeit	Lungen	Metall
Nachdenken	Milz	Erde
Angst – Schrecken	Nieren	Wasser

Dieses Thema behandelt ein Dialog zwischen dem Kaiser Hoang Ti und dem Arzt Khi Pa im 3000 Jahre alten Medizinbuch *So Ouenn,* Kapitel 39.
Hoang Ti fragt:
»Ich habe gehört, daß alle Krankheiten energetische Ursachen haben; haben aber die Leidenschaften einen Einfluß auf die Energie?«
Khi Pa antwortet folgendermaßen:
»Der Zorn treibt die Energie nach oben, die Freude beruhigt den Energiefluß, die Energie wird friedlich,
die Traurigkeit vermindert die Energie durch Schwächung der Lungenenergie,
die Furcht treibt die Energie abwärts, indem sie den Oberen Erwärmer schließt,
die Sorgen konzentrieren die Energie, so daß sie nicht mehr zirkuliert,
die übermäßige körperliche Anstrengung gibt zuviel Energie aus,
die übermäßige geistige Anstrengung blockiert die Energiezirkulation.«
In einer anderen Beziehung lebt der westliche Mensch ganz gewiß falsch und verstößt damit gegen seine Willenskraft oder Wasserenergie. Er nimmt sich viel zu wichtig. Wer von uns kennt nicht einen Menschen, der bei beruflichem Erfolg meint, er hätte es jetzt geschafft und nun sei er jemand. Solange man sich nicht zu wichtig nimmt, kann man sich Fehler leisten. Aber jeder sollte auch wissen, daß er als Mensch nur unvollkommen und unvollständig ist und daß, wie die Schatten zum Licht, Yang und Inn zum Leben notwendig sind.
Durch inneres Gleichgewicht und akzeptierte Unvollkommenheit kann der moderne Mensch, wie die alten Chinesen schon sagten, seine ancestrale Energie sparen und lange und gesund im Gleichgewicht zwischen Yang und Inn leben.
Viele Depressionszustände entstehen aus Übersteigerungen negativer Einbildungen. Der Patient meint, er sei zu nichts fähig, er sei der schlechteste und unvollkommenste aller Menschen. Diese Einstellung entspringt wiederum dem Bedürfnis, über alles zu dominieren – auch in seiner negativen Haltung sich selbst gegenüber. Solchen Patienten rate ich, sie sollten sich nicht zu wichtig nehmen und zunächst einmal akzeptieren, daß sie unvollkommen sind, bevor ich sie weiterbehandle.

Psychoanalyse

Die chinesische Akupunkturlehre erlaubt dem Arzt, die Psychoanalyse unter ganz anderen Gesichtspunkten zu sehen. Wird ein neurotischer Mensch analysiert, so werden seine Bedürfnisse nach Geltung und nach Wertigkeit im falschen Sinn vergrößert. Der depressive Zustand bewirkt schon eine egozentrische Lebenshaltung. Durch Unterstreichen und Analysieren aller negativen Beeinflussungen, die dem Patienten erlauben sollten, sich besser kennenzulernen und die Ursache seiner Depressionen zu erkennen, wird der Patient gewissermaßen zu einem »Denkmal an Egozentrik«, und es wird immer schwieriger, ihn davon abzubringen. Öffnet er sein Ich-Fenster, so sieht er zuerst sich selbst und sein Denkmal an Leiden, das schon in der Jugend begann. Die chinesische Psychosomatik geht ganz anders vor. Nur wenn der Mensch lernt, bescheiden und einfach zu sein, löst er die falschen Denkmale, die vor seinem Ich-Fenster stehen, und kann dann über seine Person hinaus die Weite, die Natur und zu anderen Menschen hin sehen. Er wird von sich selbst befreit.

Ich erinnere mich an einen Patienten, den ich vor vielen Jahren auf diese Art zu beeinflussen versuchte. Dieser Patient lebte in unmöglichsten Verhältnissen mit seiner Frau zusammen, onanierte meist in einem Nebenzimmer, schlug seine Frau, war aber offensichtlich eine wichtige Lehrkraft. Er hatte Hautausschläge an den Händen und kam deshalb zu mir in Behandlung. Als ich ihn, abgesehen von Akupunktur und homöopathischer Behandlung, auf einen einfacheren Lebensnenner bringen wollte, gab er die Behandlung auf und fand, es sei eine Schande, daß ich mir als allgemeiner Arzt erlaube, mit ihm »psychoanalytische« Gespräche zu führen, weil ich ja kein Spezialist auf diesem Gebiet sei. Er brauche für seine »wichtige Person« einen Spezialisten. Damit gab dieser Patient aber auch die Ursache seiner Erkrankung an – ein Riesendenkmal an Egozentrik und daraus resultierender falscher Lebenseinstellung.

Akupunktur-Anästhesie

Zum besseren Verständnis der Anästhesiewirkung (Hypalgesie) durch Nadelung möchten wir zuerst einige theoretische Betrachtungen anstellen.

Die neurologische Erklärung geht von der Anatomie und von der Physiologie aus. Durch Einstich in ein bestimmtes Hautgebiet werden Nervenzentren stimuliert, die den Reiz zum Gehirn übertragen. Im Hirn kann das gereizte Zentrum durch entsprechende Reizströme andere Hirnzentren so beeinflussen, daß in gewissen Körpergegenden eine Aufhebung der Schmerzempfindlichkeit entsteht. Man hat übrigens durch Akupunktur ausgelöste Veränderungen im Elektro-Enzephalogramm nachweisen können.

Die traditionelle chinesische Erklärung

Bei zahlreichen Erkrankungen entsteht eine Energieleere, bei der die Energiezirkulation praktisch unterbrochen ist. In all diesen Fällen empfindet der Patient ein Prickeln, und manchmal entsteht sogar Anästhesie in dem vom befallenen Meridian durchflossenen Gebiet. In der Lehre von Inn und Yang haben wir gesehen, daß die Materie durch die Energie in Bewegung gesetzt wird und damit am Leben erhalten bleibt. Gelingt es durch Nadelstiche, gewisse Energiezonen »energietot« zu machen, so kommt es zur Betäubung. Damit haben wir die Erklärung der

Anästhesie durch Akupunktur. Gleichzeitig sind so aber auch die Punkte gegeben, die zur Anästhesierung gewisser Gegenden gestochen werden müssen. Es handelt sich einerseits um Abzweigpunkte der Energie, das heißt Punkte mit *King-Funktion,* in denen die Energie in die nähere Umgebung abzweigt; hier wird durch starke Sedierung der Energiefluß abgedreht, was eine Anästhesie bewirkt. Andererseits aber können unter anderem Iünn-Punkte verwendet werden, die homologe Energie in den Meridian einführen. Durch Sedieren dieser Iünn-Punkte verhütet man das Einfließen dieser homologen Energie in den Meridian und stoppt gleichzeitig den Meridianfluß in Richtung Operationsgebiet. Auch so kommt es zur Schmerzunempfindlichkeit.

Man kann die Anästhesiewirkung durch Akupunktur mit einer Staudammwirkung vergleichen, wobei in bestimmten Gebieten der Energiefluß gestaut wird,

Lungenoperation unter Akupunktur-Anästhesie.

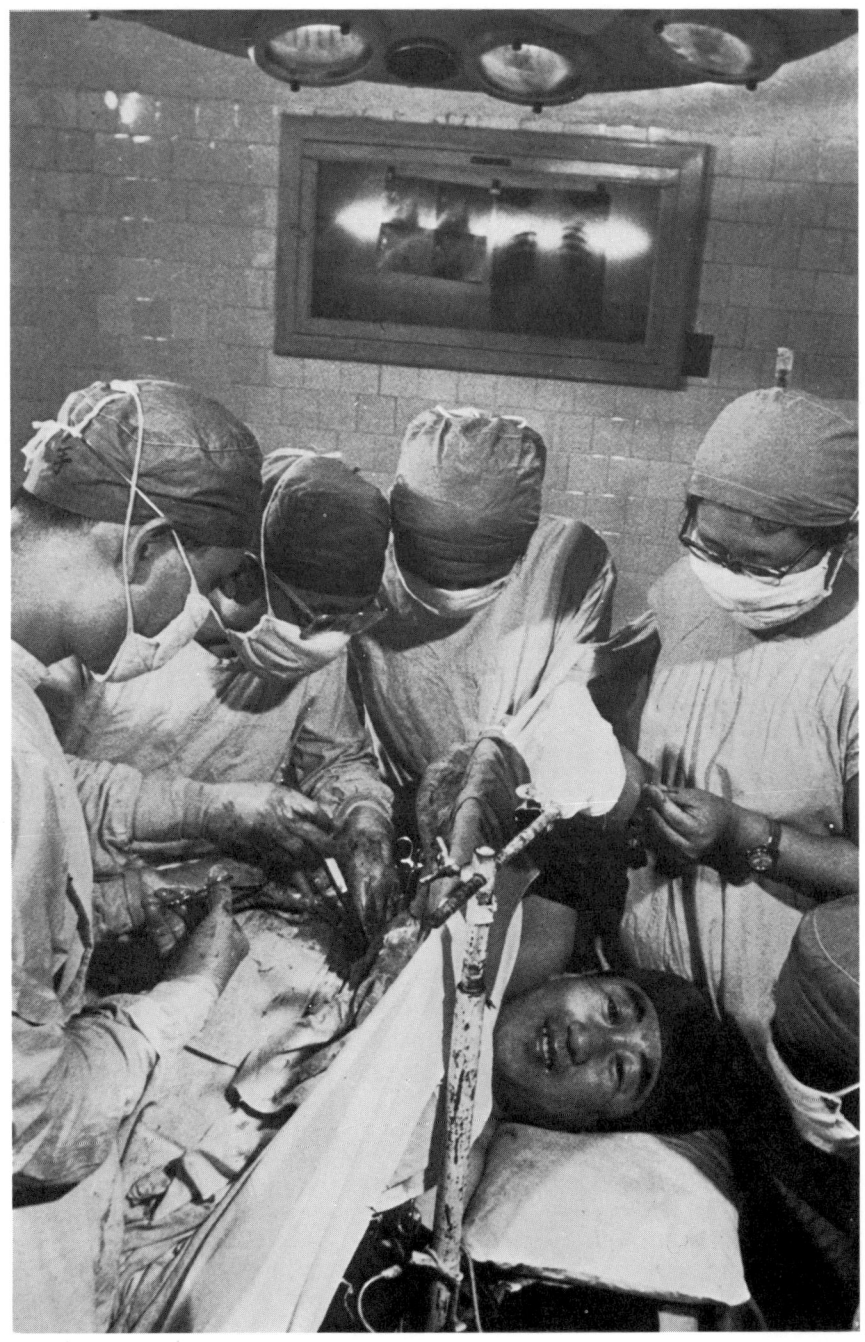

damit keine Energie mehr durchsickert. Man erreicht dann einen Zustand, der lokal und momentan dem Tod entspricht, indem die Materie praktisch abstirbt und gefühllos wird. Sobald die Sedierung aufhört, fließt die Energie wieder, und das Operationsgebiet wird wieder sensibel.

Die Anästhesie durch Akupunktur kann auch über bestimmte in der Ohrmuschel gelegene Punkte ausgelöst werden. Hier arbeitet man nicht gemäß traditioneller chinesischer Akupunkturlehre, sondern es handelt sich mit großer Wahrscheinlichkeit um Reflexe, die vom Ohr aus über die Großhirnrinde und das Zwischenhirn auf das Operationsgebiet einwirken. Hier begegnen sich Akupunkturlehre und die Neurologie der westlichen Medizin.

Bei Akupunktur-Anästhesie durch Energiefülle wird das Operationsgebiet tonisiert, indem man von der Vorstellung ausgeht, daß Zunahme der Wei-Energie die Einflüsse des »Messers« neutralisieren und dadurch Schmerzfreiheit und rasche Heilung bewirken kann.

Es gehört aber zusätzlich eine Tonisierung der ancestralen Energie im Operationsgebiet dazu. Die ancestrale Energie beschützt die Wundgebiete einerseits, ähnlich wie die Wei-Energie. Andererseits aber ist die ancestrale Energie die Ernährungsenergie von Hirn und Rückenmark. Durch die Beeinflussung der Hirn- und Rückenmarksenergie wird die Schmerzempfindung vermindert und damit die Anästhesiewirkung verbessert.

Die Akupunktur-Anästhesie hat gewisse Nachteile der Narkose nicht. Sie hat keine Gifteffekte. Viele Patienten leiden monatelang an den Nebenwirkungen starker Narkosen. Bei Akupunktur-Anästhesie besteht auch keine Gefahr eines plötzlichen Herzstillstands wie bei der Narkose. Nach neuesten Forschungen besteht bei Narkose, nicht bei Akupunktur-Anästhesie, eine Möglichkeit indirekter Verschlimmerung des Krebsgeschehens.

Zuerst richtet der Körper alle seine Abwehrfunktionen gegen den Krebs. Wird dieser stärker als die Abwehrkraft, so beginnt er rasch zu wachsen – er findet keinen Widerstand mehr. Operiert man unter Narkose, so entfernt man einerseits den Krebs – manchmal nur teilweise –, verringert andererseits aber die Abwehrfunktionen des kranken Körpers. Bei Kaiserschnitten und schweren Geburten ist Narkose gefährlich, das Kind kann geschädigt werden, was bei Akupunktur-Anästhesie nicht geschieht.

Darüber hinaus ermöglicht die Akupunktur-Anästhesie eine Zusammenarbeit zwischen Arzt und Patient: Der Chirurg kann den Patienten während der Operation bitten, tiefer zu atmen oder den Atem anzuhalten. Er kann ihn bitten zu sprechen, um zum Beispiel bei einer Kropfoperation zu prüfen, ob kein Nerv verletzt wurde, was später durch Stimmbandlähmung zu Veränderungen der Stimme führen könnte.

Die Akupunktur-Anästhesie macht es möglich, eine Operation zu verlängern, ohne den Patienten mit zusätzlichen Giftstoffen zu belasten. Da unter Akupunktur-Anästhesie die Organfunktionen nicht unterbrochen werden, können die Operationswirkungen simultan beobachtet werden. Schon während und unmittelbar nach dem Eingriff ist eine Diagnose möglich. Es ist auch bekannt und durch die chinesischen Beschreibungen mehrmals darauf hingewiesen worden, daß die Heilungsprozesse nach der Operation viel rascher eintreten, daß der Patient weniger Schmerzmittel braucht, da die normale Energiedurchflutung der Operationszone nach dem durch die Anästhesie verursachten Energiestau die Heilung beschleunigt.

In China wurden schon über 400 000 Operationen unter Nadelanästhesie durchgeführt. Allerdings gelingt es nicht, alle Menschen mit Nadeln zu anästhesieren.

Die chinesischen Statistiken geben einen neunzigprozentigen Anästhesieerfolg an. Versuche von Nguyen Van Nghi haben deutlich gezeigt, daß jene Patienten, die mit Akupunktur-Anästhesie operiert werden sollen, sorgfältig ausgewählt werden müssen. Sind die Patienten zu ängstlich oder zu sensibel, ist die Akupunktur-Anästhesie, die doch immerhin etwas schmerzhaft ist, bei ihnen nicht angebracht. Nguyen Van Nghi hat übrigens bis heute schon über 80 Operationen mittels Akupunktur-Anästhesie durchgeführt. Ich selbst war bei einigen zugegen. Einer der schwierigsten Eingriffe war die Betäubung von Zähnen, die sehr gut durchgeführt werden konnte und nach Angaben des Zahnarztes leichter durchführbar war als unter der üblichen Anästhesie. Nguyen Van Nghi hat unter anderem Brustoperationen, Bruchoperationen, Magenoperationen und gynäkologische Operationen durchgeführt.
Wie führt man praktisch die Akupunktur-Anästhesie durch? Die Nadeln werden in die Abzweigungs- und Verbindungspunkte gesteckt und müssen zur Tonisierung hin- und hergedreht werden. Beim Sedieren kommt eine Bewegung, die dem Picken eines Vogelschnabels ähnlich ist, dazu. Es gilt, die Energie zu tonisieren oder zu sedieren. In besonderen Fällen wird tonisiert: Die Energie wird gleichsam aus der Operationszone gezogen und in eine andere Körperzone gepumpt. Die Nadelung ist manchmal mit Schmerzen verbunden, so daß sie bei sensiblen Patienten nicht angewendet werden darf.
Die moderne Anästhesietechnik – leichtes Hin- und Herdrehen der Nadel – ermöglicht manchmal ausschließlich den Iünn-Punkt zu verwenden. Durch die Nadelbewegung wird die Energie in den Meridian gepumpt, der zum Operationsfeld fließt. Bevor diese Technik angewendet wird, muß genau darauf geachtet werden, daß keine kosmopathogene Energie im homo-

logen Meridian ist, sonst würde man krankheitsbringende Energie zur Stärkung eines homologen Meridians verwenden! Zudem muß mit der Nadel eine Pickbewegung ausgeführt werden, um den Energiefluß zu regulieren. Wie könnte man mit den dicken europäischen Gold- und Silbernadeln eine so feine Manipulation durchführen?

Die Elektro-Anästhesie

Neben der manuellen Akupunktur-Anästhesie gibt es die Elektro-Anästhesie. Limoge aus Paris arbeitet mit Elektrowellen und anderen Elektro-Akupunkturmethoden. In China wurde kürzlich ein kleiner Apparat entwickelt, der die Drehung der Nadel durch elektrische Stromstöße ersetzt. Der Strom muß so stark sein, daß er zu Muskelzuckungen führt. Diese bewegen die Nadeln in der gewünschten Pickbewegung.
Hat die Akupunktur-Anästhesie Chancen, in unseren Krankhäusern eingeführt zu werden? Unsere Anästhesisten suchen selber nach harmloseren Betäubungsmethoden. Prinzipiell sind sie sicher empfänglich für die Argumente der Akupunktur-Anästhesie.
Viele Ärzte sind nicht bereit, eine Methode anzuwenden, deren Wirkung mit rationalen und empirischen Wissenschaftlichkeitskriterien noch nicht eindeutig zu interpretieren ist. Die Akupunktur-Anästhesie versteht sich erst aus dem gesamten energetischen Akupunktursystem. Isoliert dargestellt, mag sie in gewissen Kreisen verdächtig wirken. Ein Beispiel: Es wird oft behauptet, eine Öffnung des Brustraumes und eine Entfernung von Lungenteilen seien unter Akupunktur-Anästhesie niemals möglich. Man müsse doch die Lunge in solchen Fällen unter Druck setzen, damit sie nicht in sich zusammenfalle. Man müsse des-

halb dem Pneumothorax (Luftansammlung in der Brustfellhöhle) durch Druck entgegenwirken. Der Akupunktur-Anästhesist steckt eine lange Nadel in den Unterarm, und zwar so, daß sie schräg durch den Arm nach oben führt und dadurch drei bis vier Akupunkturpunkte gleichzeitig berührt. Verschiedene Energieströme und -funktionen werden damit gleichzeitig beeinflußt. Das Zwerchfell wird tonisiert, die Atmung intensiviert. Wenn der Pneumothorax nun eingesetzt wird, kann der Kranke, dank seiner eigenen Atmung, mithelfen. Er atmet nicht automatisch, sondern kann ab und zu den Atem anhalten, wenn der Chirurg ein besonders empfindliches Gebiet untersuchen oder durchschneiden will. Solche Kontroversen entstehen einerseits wohl durch mangelnde Kenntnis der Akupunkturwirkung, andererseits wegen der Schwierigkeit, das energetische System in unsere wissenschaftliche Sprache zu übersetzen. Vielleicht wird die elektronische Akupunkturforschung die Akupunktur-Anästhesie plausibel machen.

Akupunktur-Anästhesien können nur von geschulten Akupunkteuren durchgeführt werden. Ein Schnellkurs in Akupunktur-Anästhesie ist nicht denkbar. Wie in der Therapie kann auch in der Anästhesie die Akupunktur nicht mit bloßen Rezepten arbeiten. Die Wahl der Anästhesiepunkte hängt ab vom gesamten energetischen Tonus des Patienten – von Fall zu Fall ist die Punktkombination verschieden. Es wird nie eine stereotype Anästhesieformel geben.

Nicht nur für den europäischen Arzt, auch für den westlichen Patienten ist die Akupunktur-Anästhesie problematisch. Sensiblen Patienten ist die Methode abzuraten – denn bis der Anästhesieeffekt eintritt, ist die Drehung der Nadeln oft etwas schmerzhaft. Zudem bedarf es einer inneren Ruhe, um mit wachen Sinnen eine schwere Operation zu erdulden. Die Lebensbedingungen in der westlichen Welt sind wenig dazu geeignet, dem Patienten ein psychisches Gleichgewicht zu verleihen. Viele Kranke haben – als Zusatz zu ihrer Krankheit – die Auswirkungen der Industriegesellschaft zu ertragen: Autolärm und -abgase, Bauplätze in den Städten, sprechen wir gar nicht von der allgemeinen Nervosität und Gereiztheit und von chronischer Müdigkeit. Nervös und abgespannt wird der Patient in das Krankenhaus eingeliefert – kann man da noch von ihm verlangen, er solle jetzt nur »mit innerer Ruhe der Operation entgegensehen«?

Auch in China werden vor Akupunktur-Anästhesien Beruhigungsmittel verabreicht – bei uns müßte man zu starke Mittel geben, um die gewünschte Beruhigung zu erreichen, was die Vorteile der Akupunktur-Anästhesie wieder aufheben würde. Trotzdem ist zu hoffen, daß die Akupunktur-Anästhesie in unseren Operationssälen für die geeigneten Fälle bald zur Verfügung stehen wird. Bei richtiger Auswahl der Patienten und genügender Vorbereitung ist der Prozentsatz an Mißerfolgen auch im Westen äußerst niedrig. Wird die Akupunktur-Anästhesie auch therapeutisch angewendet? Kann man durch momentane Stärkung von Energiezonen Heileffekte erzielen?

Seit der Entwicklung der Akupunktur-Anästhesie haben die Akupunkteure diese Überlegung in die Praxis umgesetzt, und zwar hat sich bei Krämpfen, Schmerzen, starken Verdauungsstörungen oder akutem Ischias diese Methode als rasche Hilfeleistung bewährt. Andere Vorteile: Die Anästhesietechnik ermöglicht oft eine Verminderung der Nadelzahl. Sie wirkt auch als Kontrolle einer Akupunkturtherapie. Durch Befühlen des Bauchraumes kann der Arzt feststellen, ob unter Nadeldrehung gewisse Spannungen verschwinden. Je nachdem kann die Punktzahl geändert werden.

Akupunktur und biologische Medizin

Als energetische Medizin kann die Akupunktur unterstützt werden durch Therapien, die energiefördernd wirken. Nicht aber durch Medikamente, die den Energiefluß verlangsamen, wie zum Beispiel Betäubungs-, Schmerz- und Beruhigungsmittel. Wenn der Patient nur kleine Dosen dieser Mittel einnimmt, kann er trotzdem mit Akupunktur behandelt werden – regelmäßige Absorption in hohen Dosen hebt den Akupunktureffekt zum Teil auf. Was geschieht aber mit einem Kranken, der sich zum Beispiel an ein Beruhigungsmittel oder an Schlaftabletten gewöhnt hat? Wir werden sogleich mit der spezifischen Akupunkturbehandlung einsetzen, ihm aber eine erst langsame Verringerung der Medikamentendosis vorschreiben – ein plötzliches Aufgeben der Tablette würde wiederum zu einer Gleichgewichtsstörung führen. Der Patient muß allmählich von dem Pseudo-Gleichgewicht, daß er durch die chemischen Mittel aufrechterhalten hat, auf ein biologisches Gleichgewicht gebracht werden.

Die biologische Medizin ist gedacht als Reaktion auf die Paradoxe der Chemotherapie, als Reaktion auf die häufige und oft unnötige Verwendung von Mitteln mit starken Nebenwirkungen, von Medikamenten, die einem Organ helfen und gleichzeitig ein anderes schädigen oder die spektakulär ein Symptom beseitigen, ohne die krankheitserregenden Faktoren zu berühren. Das haben die Lausanner Symposien für Biologische Medizin (1971 und 1972) deutlich zum Ausdruck gebracht. Es wurde dabei auch betont, daß der Patient immer als Gesamtpersönlichkeit zu verstehen sei, daß es nicht darum gehe, isoliert betrachtete Krankheitsherde momentan zu bekämpfen, sondern die Krankheit nach ihrem Ursprung, ihrer Geschichte, ihren Voraussetzungen und ihrer Umgebung zu verstehen. Es wurde also die Forderung gestellt, nach einer weiteren, umfassender orientierten Wissenschaft von den Krankheitsursachen zu suchen.

Gewisse, mit dem Cortison verwandte Hormone können, falls sie in kleinsten Dosen verabreicht werden, energiestärkend wirken. Sie unterstützen die ancestrale Energie. Wenn wir solche Behandlungen als Chemotherapie betrachten, besteht kein schroffer Gegensatz zwischen Akupunktur und chemischen Arzneimitteln als Ganzes. Gegen die Chemotherapie nimmt die biologische Medizin dort Stellung, wo jene dogmatisch am Nutzen rein symptomatischer Therapien festhält. Die Akupunktur kann mit anderen therapeutischen Methoden der biologischen Medizin gekoppelt werden: biologische Diätetik (Ernährungslehre), Symbioselenkung, Homöopathie, Phytotherapie (Pflanzentherapie), Zellextrakttherapie, Serozyto-Therapie (Antikörpertherapie)

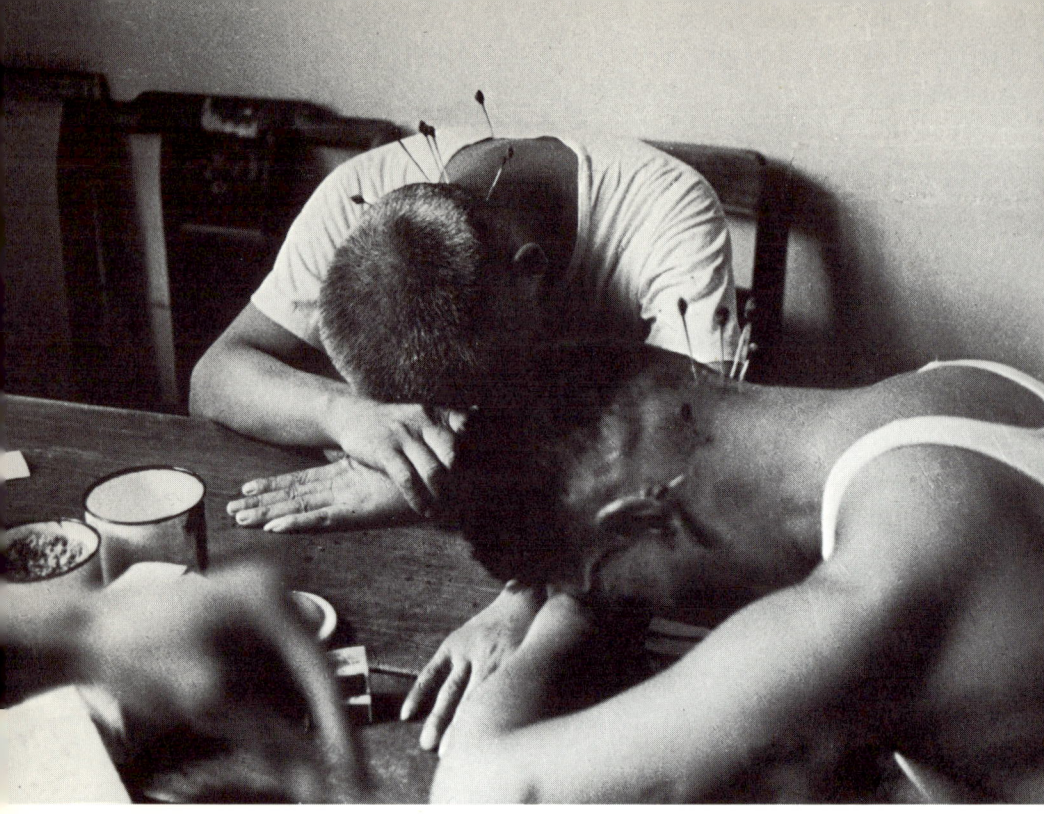

und so weiter. Dazu kommen antike und durch modernste Forschung untersuchte Therapien wie eben Akupunktur, aber auch die Tibetanische Medizin und die chinesische Arzneikunde. Besonders bei ernährungsbedingten Zivilisationskrankheiten empfiehlt sich eine Verbindung.

Behandlung von Quecksilbervergiftungen durch Akupunktur und Moxibustion.

Akupunktur und biologische Diätetik

Bei vielen typischen Krankheiten in unserer Zivilisation spielen die Ernährungsfaktoren eine zentrale Rolle. Ein bezeichnendes Beispiel ist die Zahnkaries. Sie ist zweifellos auf die regelmäßige Einnahme von raffinierten Kohlehydraten, zum Beispiel Fabrikzucker und Weißmehl, zurückzuführen. Ein anderes Beispiel ist Stuhlverstopfung. In den meisten Fällen genügt es, entsprechende Koständerungen vorzunehmen, und schon ist das Übel behoben. Aber auch äußerst schwerwiegende innere Krankheiten sind auf falsche Ernährung zurückzuführen: Diabetes, Fettsucht, Gallenblasen- und Nierensteine, Thrombose, Arteriosklerose (mit Herzinfarkt) und Degenerationserkrankungen im Bewegungsapparat wie Arthrosen und Spondylosen. Auch die Infektanfälligkeit hängt eng mit der Ernährung zusammen. Die Chinesen würden sagen, bei mangelhafter Ernährung wird nicht mehr genügend Wei-Energie, Schutzenergie, hergestellt, und krankheitserregende Energie kann um so leichter ins Energiesystem des Menschen eindringen.

Symbioselenkung

Eine spezifischere Therapie ist die Symbioselenkung. In unserer Zivilisation besitzt kein Individuum eine intakte Darmflora mehr. Das lebensnotwendige Zusammenleben (Symbiose) zwischen Mikroorganismus und Makroorganismus ist durch die veränderten Lebensbedingungen gestört worden. Viele Verdauungskrankheiten entstehen aus dieser Disharmonie. Zudem erhöht sie die Infektanfälligkeit erheblich. Chinesisch-energetisch ausgedrückt heißt das, die Schutzenergie Wei ist geschwächt, und pathogene kosmische und andere Energien können den Körper befallen. Die Symbioselenkung bezweckt, durch eine genau programmierte Eingabe von Darmbakterienextrakten und lebenden Darmbakterien das Zusammenleben zwischen Mikroorganismus und Makroorganismus allmählich wieder herzustellen. Diese Therapie wird oft mit Akupunktur verbunden.

Homöopathie

Als weitere Zusatztherapie zur Akupunktur kommt die Homöopathie. Im Gegensatz zur Allopathie, die eine Krankheit mit einem starken Gegenmittel zu heilen versucht, verwendet die Homöopathie Medikamente in kleinen Dosen. Das homöopathische Medikament löst in konzentrierter Form beim gesunden Menschen die Symptome aus, die es in verdünnter Form beim Patienten heilt. Durch Verdünnung der Grundsubstanz (unter Schütteln oder Zerreiben) wird dem Lösungsmittel eine bestimmte Energie der Grundsubstanz übertragen. Mit jeder Verdünnung nimmt diese Energie zu, indem sich Bewegungen der Substanzmoleküle auf die Moleküle des Lösungsmittels übertragen. Dies kann man mit Billardkugeln vergleichen: Eine Billardkugel kann ihre dynamische Kraft auf die Billardkugeln der Umgebung übertragen und ihre kinetische Energie dabei weitergeben. Im molekularen Bereich fallen Resistenzfaktoren wie Reibung und Luftwiderstand weg. Es besteht eine innere Analogie zwischen der energetischen Medizin und dieser Therapie. Beide verwenden Energie, die gesundheitsfördernd ist. Zur Heilung wird die körpereigene Energie des Patienten stimuliert. Besonders bei gewissen Nebenerscheinungen und Behandlungsschwierigkeiten bildet die Homöopathie eine wertvolle Unterstützung der Akupunktur.

Die Grenzen der Akupunktur

Welche Krankheiten behandelt man mit Akupunktur? Diese oft gestellte Frage ist leicht zu beantworten. Alle Patienten, die noch ein Minimum an Energie haben, können mit Akupunktur beeinflußt werden. Hat sich eine Krankheit aber materialisiert, so hat man Mühe, mit Nadeln zu heilen. Eine Schmerzlinderung ist wohl noch möglich. Bei Krebs zum Beispiel oder bei einer totalen Lähmung dominiert das Inn über das Yang. Die Energie des Organismus nimmt immer mehr ab, die energetische Zirkulation wird langsamer und droht völlig zu versiegen. Es kommt der Augenblick, wo die Energie nur noch mit Mühe oder gar nicht mehr in Fluß gebracht werden kann.

Der Vorgang kann verglichen werden mit der Verwandlung von Sahne in Butter. Das Schlagsahne-Stadium würde ungefähr der Energiegrenze entsprechen, das Butter-Stadium der Materialisierung der Krankheit. Besonders rasch vollzieht sich

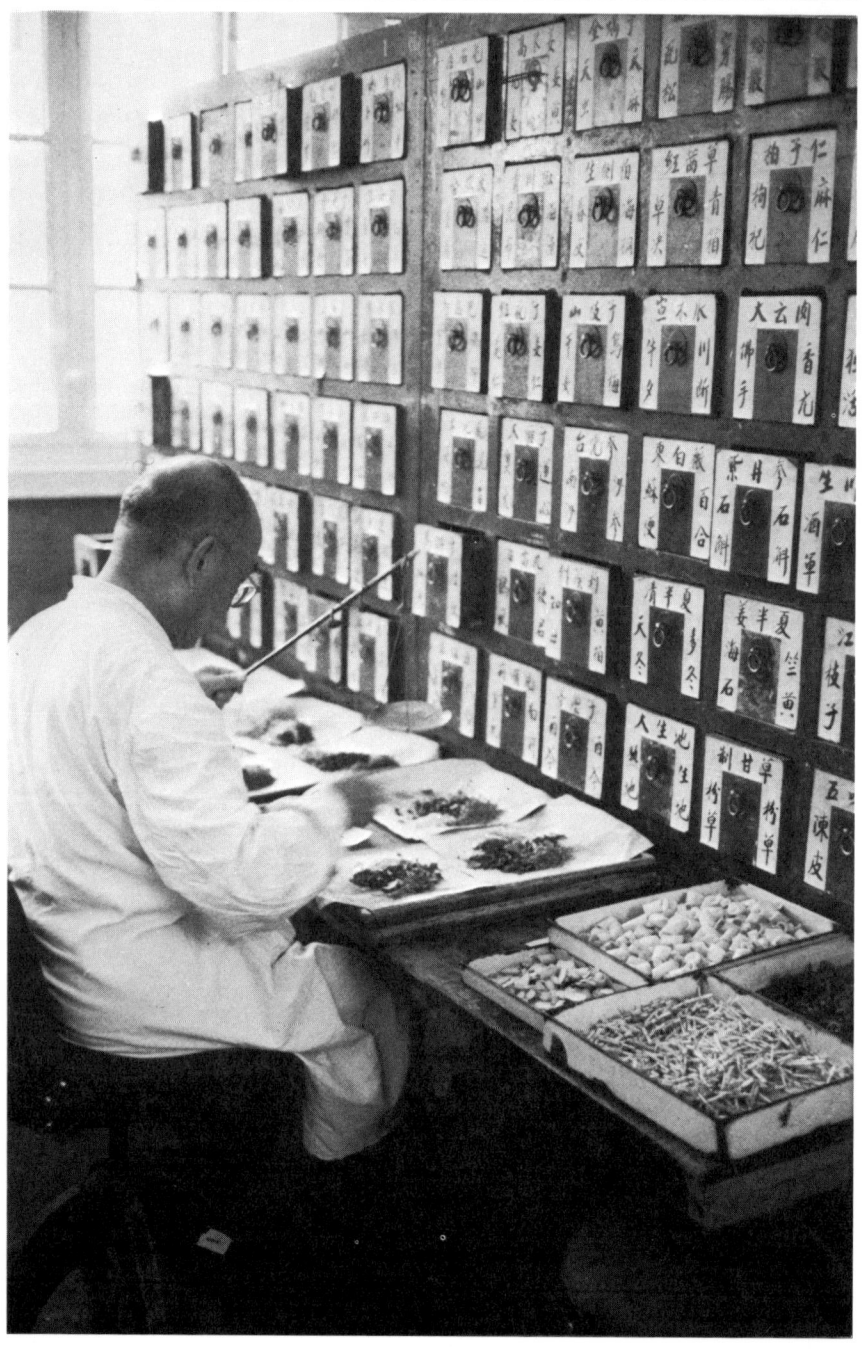

das Phänomen beim Wachs. Bei einer tropfenden Kerze wird aus dem erst flüssigen und durchsichtigen Wachs plötzlich eine kompakte gelbliche Masse. Das Yang hat sich vom Inn getrennt, die Energie hat die Materie verlassen. Übrig bleibt eine starre, leblose Substanz.

Die Frage bleibt: Kann man in solchen Fällen wirklich nichts mehr unternehmen? Die moderne Akupunktur versucht, Medikamente zu finden, die auch bei diesen Krankheiten die Behandlungsvoraussetzungen wieder schaffen. Die Energetik des Organismus sollte so beeinflußt werden, daß die Nadeln wieder einen Energie-Appell auslösen können. Doch in diesem Gebiet steckt die Akupunkturforschung zumindest bei uns noch in den Kinderschuhen.

Bleibt das Problem der Kontraindikation. Welche Leiden dürfen keinesfalls mit Akupunktur behandelt werden? Die Akupunktur ist eine energetische, umweltbezogene, psychosomatische Therapie. Die »Verbote« oder Kontraindikationen werden also auch im Verhältnis zum Milieu, zum allgemeinen Energiezustand des Patienten formuliert und nicht nach einem Katalog isolierter Krankheitsfaktoren festgelegt. Man kann also nicht sagen: »Akupunktur ist gut für dies, schlecht für jenes.« Man kann höchstens unter gewissen Umständen und Bedingungen von der Punktur abraten.

Das altchinesische Medizinbuch *Nei King*

gibt allgemeine Akupunkturverbote:
unmittelbar vor und nach sexuellen Beziehungen,
bei Trunkenheit (auch nach Akupunkturbehandlungen soll kein Alkohol getrunken werden!),
nach einem Wutanfall (auch nach der Behandlung sollen Wutanfälle vermieden werden!),
nach einer psychischen Anstrengung (nach der Punktur ruhe man sich aus, verzichte man auf allzu üppige Mahlzeiten, esse aber genügend),
bei Durst (man soll auch nach der Punktur keinen Durst haben),
bei Angstzuständen (der Akupunkteur warte, bis die Energie sich wieder beruhigt hat).

Das Medizinwerk führt auch die Körperzonen an, in die keine Nadeln gestochen werden dürfen: weiche Stellen am Kinderschädel; Augapfel, Brustwarzen, Penis, Klitoris und bei schwangeren Frauen – vor dem 5. Monat – Unterbauch, Lumbalgegend, Steißbein und – nach dem 5. Monat – zusätzlich Magengegend und Punkte, die starke energetische Reaktionen auslösen.

Bei gewissen Anomalien im Krankheitsverlauf verzichte man, rät *Nei King,* auf die Punktur. Es handelt sich dabei um sehr hohes Fieber, übermäßige Transpiration, wirren Puls (Mischung von Energiefülle und Energieleere im Körper) und eine Nichtübereinstimmung von Puls und klinischen Zeichen.

Schließlich gibt es nach den alten Texten 24 »verbotene Punkte«. Die Forschung der chinesischen Ärzte hat aber gezeigt, daß zahlreiche der sogenannten im Altertum verbotenen Punkte unter Beachtung bestimmter Vorsichtsmaßregeln gestochen werden dürfen und bei bestimmten Erkrankungen sogar gestochen werden sollen.

Blick in eine chinesische Krankenhausapotheke. Die Arzneimittel werden nach traditionellen Rezepten angefertigt.

Die wissenschaftlichen Grundlagen der Akupunktur

Es sind schon viele wissenschaftliche Arbeiten über die Akupunktur geschrieben worden. Es ist nicht die Aufgabe dieses Buches, im einzelnen über alle Erkenntnisse in diesem Bereich zu berichten, sondern nur die wesentlichen wissenschaftlichen Richtungen zu unterstreichen.

Histologisch-anatomische Arbeiten

Vor sieben Jahren publizierte der nordkoreanische Forscher Kim Bong Han eine Arbeit über das System der Meridiane. In dieser Arbeit beschrieb er sogenannte kleine Säckchen, die durch einzelne Schläuche untereinander verbunden und mit einer desoxyribonukleinsäurehaltigen Flüssigkeit gefüllt waren, Die feinen Schläuche oder Leitungen entsprachen dem Verlauf der Meridiane. Er hatte darüber histologische Untersuchungen vorgenommen und durch Injektion bestimmter Stoffe diese Kanäle und Körperchen nachgewiesen. Das System wurde nach ihm Bong Han'sches System getauft. Damit war eine materielle Grundlage der Akupunktur gefunden worden und schien um so bedeutsamer, als es sich um ein System handelte, in dem Flüssigkeit mit Desoxyribonukleinsäure enthalten war, einer Nukleinsäure, die man sonst praktisch nur in den Chromosomen findet. Zahlreiche Hypothesen bauten sich auf dieser Entdeckung auf.

Der Wiener Histologe Kellner wies nachträglich in etwa 12 000 histologischen Schnitten nach, daß die Bong Han'sche Behauptung falsch sei. Er tut sie ab als reine Annahme. Die histologischen Untersuchungen Kellners brachten aber andere Nachweise. So konnte er in den chinesischen Punkten eine Vermehrung oder in gewissen Fällen auch eine Verminderung der Tastkörperchen und anderer zum Sensorium gehörenden Korpuskeln feststellen. Damit war wieder ein neuer Weg für zahlreiche Hypothesen geöffnet, er gab den Theorien der Neurologen frischen Wind in die Segel. Nach diesen Theorien wirkt die Akupunktur über die Nervenbahnen und das zentrale Nervensystem reflektorisch.

Unsere eigenen Erfahrungen weisen aber eher auf eine energetische Übertragung, die man einfach bis auf den heutigen Tag noch nicht messen konnte. Folgende Erwägungen sollen dieser Hypothese zum Nachdruck verhelfen.

Bei Behandlung von Patienten mit vollständiger Lähmung durch Unfall, zum Beispiel bei Halswirbelsäulenbruch, entsteht eine sogenannte völlige Parese; der Patient kann kein Glied mehr bewegen; alle Muskeln sind gelähmt; er spürt auch nichts mehr an der Haut, so daß gestochen, geschnitten und gespritzt werden kann, ohne Schmerz auszulösen. In solchen Fällen wird die Nadelung meist nach einiger Zeit verspürt. Der Einstich in den

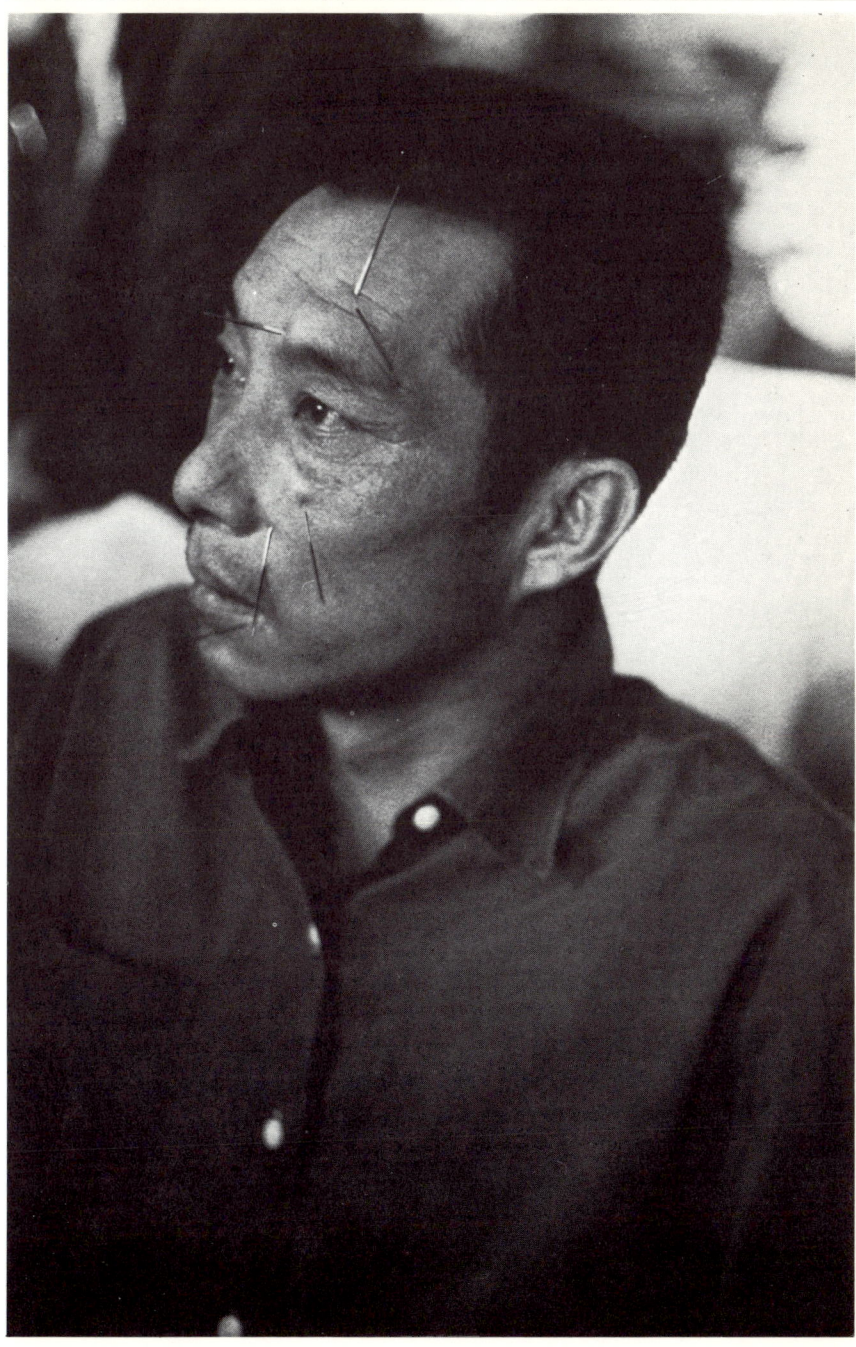

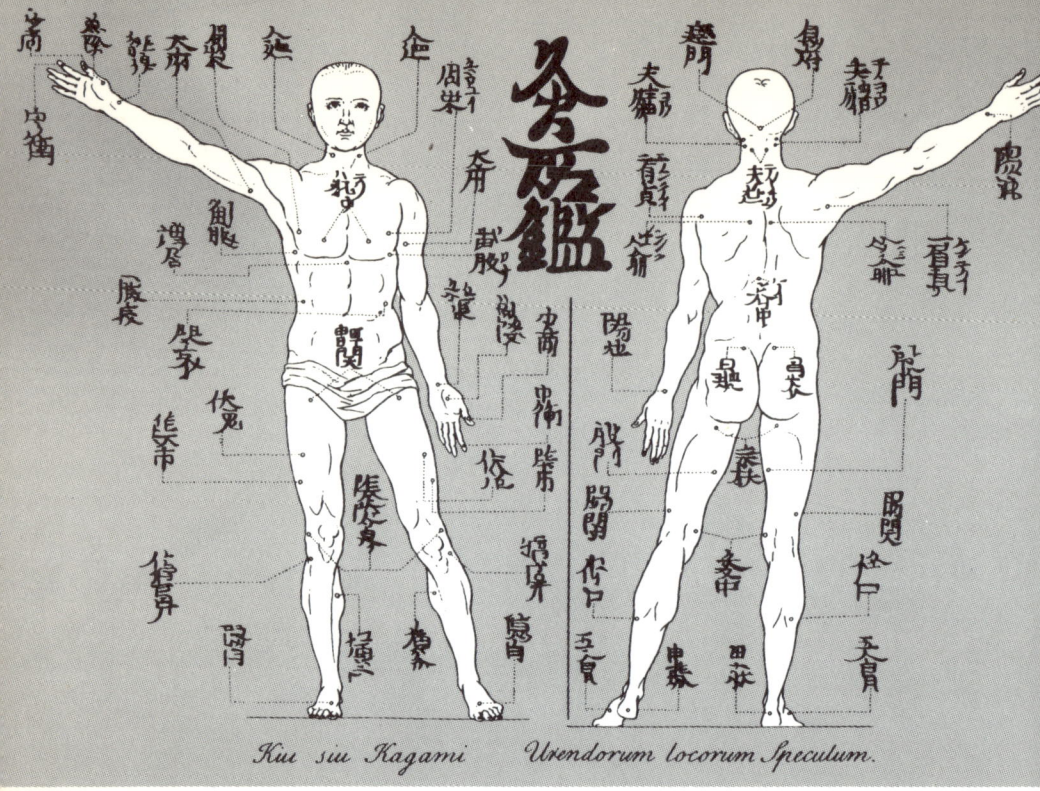

Kue siu Kagami   Urendorum locorum Speculum.

Moxibustion-Tafel. Sie bezeichnet die Meridianpunkte, auf denen ein Kao verbrannt werden kann.
Behandlung einer Gesichtslähmung durch Akupunktur (Seite 107).

chinesischen Punkt wird zwar nicht wahrgenommen, tonisiert man dann eine gewisse Zeit lang durch Hin- und Herdrehen der Nadel, so beginnt der Patient dies nach zwei bis drei Minuten zu spüren, und zwar im selben Moment, in dem es schwieriger wird, die Nadel zu drehen. Die alten Chinesen nannten dieses Phänomen die »Ankunft der Energie«. Ihre Vorstellung ging davon aus, daß beim Drehen der Nadel die Energie in Bewegung gesetzt und in Richtung der Nadel angeso-

gen wird. Sobald die Energie die Nadel erreicht, beginnt die Nadel sich festzuklemmen, und man hat dann Mühe, sie zu bewegen.

Ein weiterer Beweis liegt in der Nadelwirkung und ihren neurologischen Folgen. Es kommt öfter vor, und wir führten dies auch zahlreiche Male in unseren elektronischen Versuchen durch, daß die Nadel im selben Punkt über eine Stunde lang tonisiert, das heißt gedreht, wurde. Dabei spürte der Patient »etwas« den Meridian entlangziehen, und oftmals beschrieb er – ohne ihn zu kennen – den gesamten Verlauf des Meridians. Nach dem Herausziehen der Nadel war der Patient beschwerdefrei. Wäre die Nadel in einen Nerv gesteckt worden, dann hätte der Patient wochenlang im gestochenen Nervenbereich an Lähmungs- oder sensorischen Ausfallerscheinungen zu leiden gehabt.

Ein weiterer Beweis für die Richtigkeit der Meridianlehre ist folgendes: Oft spürt ein Patient, der meist unvoreingenommen ist und die energetische Anatomie nicht kennt und auch nie von ihr gehört hat, ein blitzartig durch den Körper schießendes Stromgefühl. Er erklärt, daß das Stromgefühl eine bestimmte Richtung genommen habe, und kann den Verlauf dieser Richtung genau angeben. Wiederum zeigt sich, daß genau ein Meridian beschrieben wird, der in keiner Weise den Bahnen des Nervensystems folgt.

Eigentümlich ist auch die Kreuzung des Yang Ming, die ebenfalls nicht dem Nervensystem entspricht und die tatsächlich nachweisbar ist bei Behandlung von Neuralgien oder aber bei Anästhesien. Eigentümlich ist auch, daß zum Beispiel die beiden anderen Yang, das Tae Yang und das Chao Yang nicht kreuzen, was doch eigentlich der Fall sein müßte, wenn es sich um eine neutrale Beeinflussung handeln würde, da alle drei von der Hand aus zum Kopf führen und vom Kopf zu den unteren Extremitäten.

Es kann ab und zu einmal vorkommen, daß nach Einstich der Nadel ein rötliches Band von etwa 3 bis 5 Millimeter Breite und 20 bis 50 Zentimeter Länge, genau dem Meridianverlauf entsprechend, auftritt, mit einer leichten zentralen Quaddelbildung, als hätte sich ein Nesselfieber-Längsstreifen ausgebildet. Auch dies deutet auf die Existenz der Meridiane hin, und zwar unabhängig vom zentralen Nervensystem.

Elektrische Forschungen

Die meisten elektrischen Forschungen beruhen darauf, daß man den Hautwiderstand mißt. Dieser ist tatsächlich über den chinesischen Punkten vermindert. Da er aber auch über anderen Punkten geringer ist, ist diese Methode mehr oder weniger ungenau. Abgesehen davon verändert sich der Hautwiderstand beispielsweise mit dem Druck der Elektroden oder mit der Schweißbildung. Er verändert sich auch elektronisch, da die Haut durch die Widerstandsmessung elektrisch geladen wird und eine Kondensatorwirkung aufweist; so sind zahlreiche Messungen falsch und haben nicht sehr weit geführt.

Wir haben dem Lausanner Internationalen Institut für Biologische Medizin eine Arbeitsgruppe mit Atomphysikern angegliedert, die versucht, elektronische Feinmessungen in den chinesischen Punkten durchzuführen.

Hier möchte ich einige Auszüge aus dem Vortrag des Physikers Dieter Bloess erwähnen, der in seinem Vortrag anläßlich des Zweiten Internationalen Symposiums für Biologische Medizin im Mai 1972 in Lausanne ausführte:

»Was mit einem Elektronenstrahl-Oszillographen geschrieben wurde, das werden Physiologen wahrscheinlich als Muskeltonus bezeichnen. Man fragt sich also, was Muskeltonus ist; denn wir suchen nach der Energie oder dem, was die Chinesen Energie nennen, und zwar in den Meridianen. Dazu muß man sagen: Auch in der Physik, abgesehen von der sicher unterschiedlichen Definition von Energie in der Physik und in der chinesischen Medizin, ist die Energie nie direkt meßbar. Die Bewegungsenergie eines Körpers muß berechnet werden aus der Messung der Masse und aus der Messung der Geschwindigkeit. Die Energie einer Glühbirne muß berechnet werden aus den gemessenen Größen der Zeit, der Spannung, die in einer Glühbirne angelegt ist, und aus dem Strom. Dies zeigt: Es gibt keine direkten Energiemessungen in der Physik. Deswegen ist es wahrscheinlich nicht unsinnig anzunehmen, daß die direkte Messung dessen, was die Chinesen Energie nennen, eventuell auch nicht möglich ist. Man muß also nach einem Detektor suchen, der uns trotzdem einen Hinweis auf den Energiezustand der verschiedenen Meridiane gibt. Wir haben gewisse Hinweise darauf, ich möchte dies nicht als Tatsachenbehauptung sagen, daß dieser Muskeltonus mit Effekten dem Meridian verbunden ist. Wir versuchen, die moderne physikalisch-elektrische Meßapparatur dazu zu verwenden, die in den chinesischen Punkten auftretenden elektrischen Ströme zu messen und sie mit Strömen außerhalb der Meridiane zu vergleichen. Dazu tonisiert oder sediert man in verschiedenen Punkten des gemessenen Meridians oder setzt auch Moxen.«

Dieter Bloess sieht diese Problematik im Unterschied zwischen fernöstlicher und westlicher Naturwissenschaft: »Die westliche Naturwissenschaft betrachtet den Ablauf der Dinge als eine Folge von Momentaufnahmen. Wir halten für einen Augenblick den Lauf der Dinge an und sind dadurch in der Lage, die Details, die materielle Struktur, die Atomistik, die Bausteine unserer Welt mit größter Präzision zu studieren. Die fernöstliche Naturwissenschaft ist auf die Gesamtdynamik hin orientiert. Nicht so sehr die Details, die Einzelstrukturen, sondern die Globalrhythmen, die Dynamik und Kybernetik von komplizierten Systemen sind ihr Untersuchungsfeld. So finden wir auf der erkenntnistheoretischen Ebene den praktischen Unterschied zwischen östlicher und westlicher Medizin wieder. Dem analytischen Krankheitsverständnis des Okzidents gegenüber besteht das energetische Gesamtverständnis des Orients.

Im gleichen Maß wie man versucht, die westlichen und östlichen Therapien gemeinsam anzuwenden, ist es angebracht, das naturwissenschaftliche Denken beider Kulturen zu verbinden. Dieses Bestreben hängt zusammen mit den Änderungen, die etwa seit der Jahrhundertwende in der Physik eingetreten sind. Seit Einstein und Planck, seit der Relativitäts-und seit der Quantentheorie gibt es in der Physik Gebiete, die höchst problematisch geworden sind. Besonders die moderne Elementarteilchentheorie verdeutlicht diese Problematik. Das vieldiskutierte Modell dieser Theorie, das ›Wood Strap‹-Modell besagt, daß jedes Elementarteilchen immer und an jeder Stelle Teil aller anderen Elementarteilchen ist und umgekehrt, daß alle anderen Elementarteilchen immer und an jeder Stelle Teil dieses einen Elementarteilchens sind. Das Individuum-Elementarteilchen existiert nicht. Es ist eine Unsinnigkeit, dieses Individuum mit Hilfe einer Momentaufnahme untersuchen zu wollen.

Diese Problematik finden wir im heutigen Umweltdenken wieder. Als den Menschen nur wenig Energie zur Verfügung stand, konnte man das Problem noch in zwei Teilprobleme aufspalten: ›Die Wirkung des Menschen auf die Umwelt‹ und ›Die Wirkung der Umwelt auf den Menschen‹. Heute ist diese Spaltung nicht mehr denkbar. Der Mensch verfügt über ungeheuer große Energien – jede Wirkung auf die Umwelt wirkt direkt über die Umwelt wieder auf ihn zurück. Der Komplex ›Mensch-Umwelt‹ ist ein geschlossenes Ganzes, ein stark gekoppeltes System. Dieses System kann man nicht mehr ohne weiteres in Teilsysteme aufspalten.

Dasselbe wird für eine umweltbezogene Medizin gelten. Nicht nur wird man den Organismus immer und bei jeder Untersuchung als dynamisches rhythmisches und kybernetisches Ganzes auffassen, sondern auch der Zusammenhang Mensch-Umwelt wird als ein gekoppeltes System verstanden werden müssen. Die moderne Physik und die altchinesische Energetik scheinen sich zu nähern. Die genauen Beziehungen zwischen den beiden Wissenschaften müssen erst noch gefunden werden.«

Akupunktur in der westlichen Welt

Im Kapitel 78 des altchinesischen Medizinbuches *So Ouenn,* das den Titel *Vier Hauptfehler* trägt, weist der Arzt Leui Kong in einem Gespräch mit dem Kaiser Hoang Ti auf folgende Fehler hin, die durch schlechte Ärzte gemacht werden können:

»Daß es zwölf Meridiane gibt mit 365 Punkten, dürfte jedermann bekannt sein. Trotzdem werden aber die meisten Erkrankungen nicht geheilt, weil man nicht genügend unterscheiden kann, ob die perverse Energie im Innern oder im Äußeren des Patienten sitzt, und weil man Diagnosen stellt, ohne genügend über das Inn und das Yang Bescheid zu wissen und ohne Kenntnisse über die Störungen der Energiezirkulation zu haben. Dies ist der erste Hauptfehler.

Es gibt Ärzte, die ihre Schulung kaum beendet haben und bereits Behandlungen erfinden und falsch stechen. Dies ist der zweite Hauptfehler.

Andere Ärzte kümmern sich in keiner Weise um die soziale Situation des Patienten, sie ziehen nicht in Betracht, ob er wohlhabend oder arm, entsprechend richtig ernährt, ob er dick oder mager ist, und wissen daher nicht, wie sie ihn behandeln müssen. Dies ist der dritte Hauptfehler.

Manche Ärzte untersuchen einen Patienten, ohne nach dem Ursprung der Erkrankung zu suchen. Sie lassen die Frage außer acht, ob die Erkrankung auf äußere Umweltfaktoren zurückzuführen ist oder auf innere Ernährungsstörungen. Sie fühlen nur den Puls und behaupten, damit die Ursache der Erkrankung herauszufinden. Dies ist der vierte Fehler.«

Mit diesen Andeutungen sind im *So Ouenn* schon vor Tausenden von Jahren Fehler beschrieben worden, die heute noch gemacht werden. Diese Fehler getreulich befolgend, wurde die Akupunktur in Europa eingeführt. Leider gibt es immer noch Schulen, die diese Akupunktur weiter lehren. Über Inn und Yang wird mystisch geredet. Von perversen (kosmopathogenen) Energien wird überhaupt nicht gesprochen. Dafür wird Forschung betrieben und versucht, das System der Akupunktur mit Reflexen aus dem Nervensystem zu erklären. Man sucht nicht nach den genauen Energiestörungen, um durch entsprechend logische Ableitung die Krankheit zu neutralisieren. Man versucht vielmehr, mit erprobten Rezepten, die für westliche Diagnosebegriffe gefunden wurden (Behandlung einer Bronchitis, Behandlung einer Schlafstörung, Behandlung von Magenschleimhautentzündung), der Krankheit Herr zu werden. Oft werden dabei Gold- und Silbernadeln angewandt. Unbekannt ist aber die gesamte Energetik mit Haupt- und Nebengefäßen und allen Gesetzen der traditionellen chinesischen Medizin. Das alles soll im Westen Akupunktur sein!

Es ist daher nicht verwunderlich, wenn

bisher die Akupunktur in den Kreisen der Schulmedizin belächelt wurde. Aus diesen Gründen betrachten wir es als unsere Pflicht, die Akupunkturlehre gemäß chinesischer Tradition weiterzuverbreiten. Man kann wohl von gewissen Personen Rezepte anwenden lassen, wenn die Patienten gleichzeitig von Akupunkturärzten kontrolliert werden, welche die gesamte Akupunkturlehre genau kennen und bei Nichtansprechen des Patienten entsprechend eingreifen können. Leider fehlt es aber im Westen an derart ausgebildeten Akupunkturärzten, da die meisten Schulen auf der Stufe der Gold- und Silbernadeln und der Punktstecherei nach Rezepten stehengeblieben sind.

Meine Chinareise

Im August 1972 hatte ich Gelegenheit, zusammen mit Nguyen Van Nghi und seinen Schülern aus Frankreich, Darras und Kespi der Groupe Lacretelle aus Paris, die in China praktizierte Akupunktur zu studieren. Unsere Reise führte uns von Kanton nach Schanghai – Sutschou – Wushi – Nanking – Peking – Schangsha – Schaoshan – zurück nach Kanton. Wir konnten dabei feststellen, daß in der Volksrepublik China die Akupunktur überall verbreitet ist und regelmäßig angewandt wird. Neben der Akupunktur war auch die traditionelle chinesische Me-

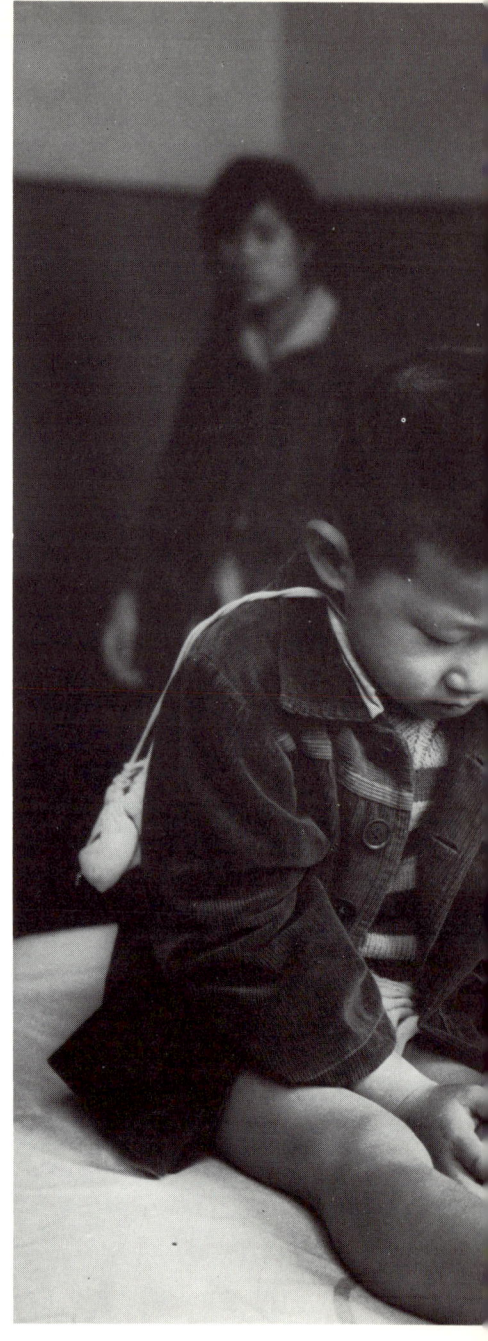

Behandlung von Verdauungsstörungen bei einem Kind.

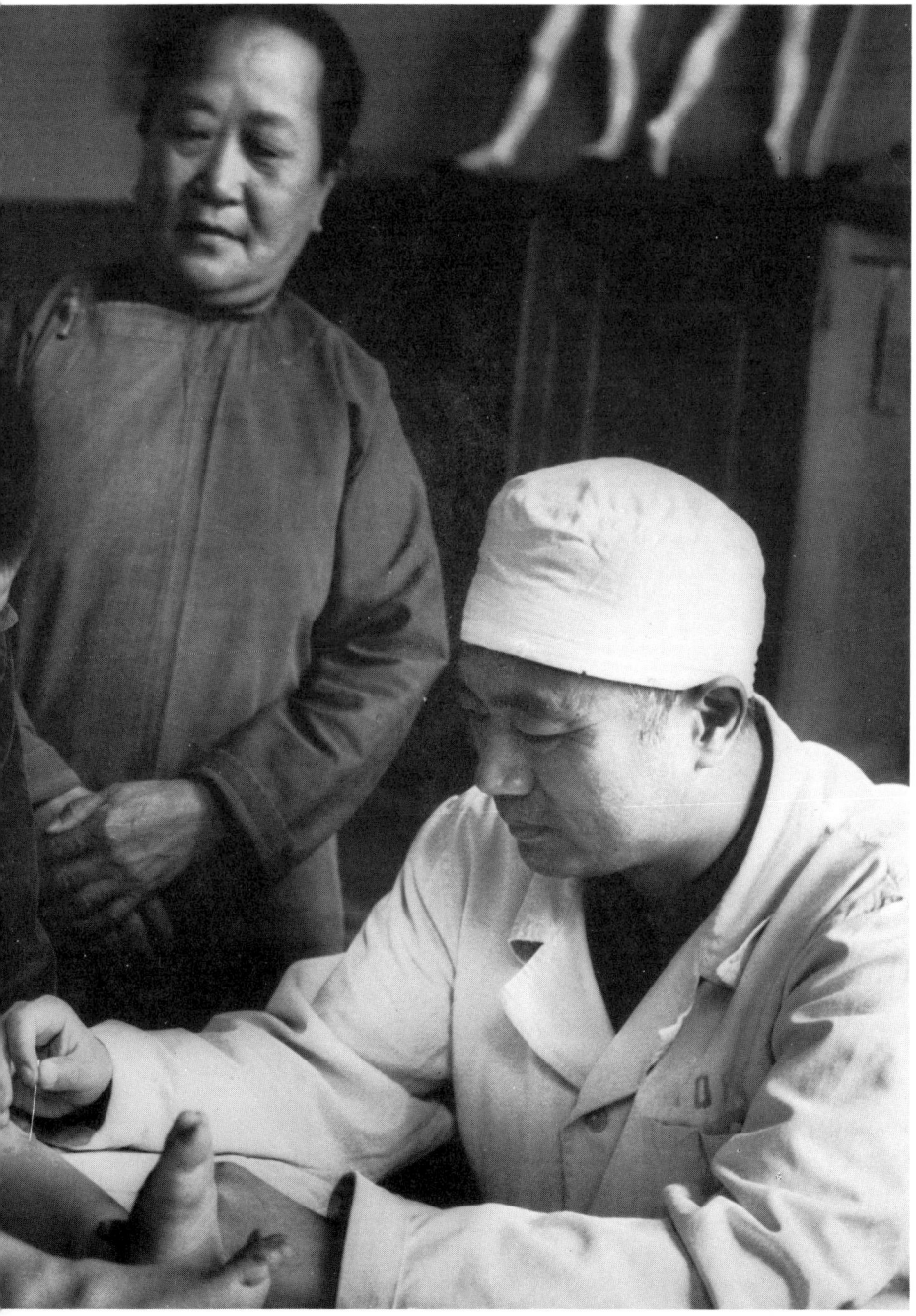

dizin vertreten mit ihren aus dem Altertum her bekannten Medikamenten der chinesischen Arzneimittelkunde. In den Krankenhäusern waren viele Akupunkteure, die sich auf bestimmte Erkrankungen spezialisiert hatten und zum Beispiel Lähmungen nach Unfall oder nach Kinderlähmung behandelten. Andere wieder hatten ein Zentrum für Asthma. Dabei konnten wir nach Umfragen, die aber relativ kompliziert waren, feststellen, daß es nicht überall Ärzte gab, die alle Theorien kannten. Viele Punkte, die gestochen wurden, bezeichneten die Ärzte als neue Punkte, die sie herausgefunden hätten. Energetische Erklärungen zur Ursache der Erkrankungen konnten sie uns nicht geben. Nach langem Hin- und Herfragen verwies man uns allerdings an Ärzte, die etwas im Hintergrund arbeiteten und die uns entsprechend der traditionellen Akupunkturlehre die Ursache der Erkrankung erklärten. So hatten wir auch Gelegenheit, bei unseren chinesischen Kollegen bestimmte Ansichten zu korrigieren. In einer der Taubstummenschulen von Kanton sahen wir, wie die Schüler durch Akupunktur behandelt wurden. Dies geschah im Klassenzimmer auf den Schulbänken. Die Nadeln wurden von Lehrern und von Militärärzten gesteckt. Die Verantwortung trug eine Militärärztin. Bei der Besprechung der gestochenen Punkte gab sie an, es handle sich um neue Punkte, die nach der Kulturrevolution gefunden worden seien. Dabei hätten die Kameraden in der Armee Großes geleistet, indem sie die Punkte an sich selbst erprobt haben. Die chinesische Kollegin gab uns an, daß 80 Prozent der Schwerhörigen geheilt würden. Als Ursache der Schwerhörigkeit wurde neben Schwerhörigkeit durch Vererbung noch Schwerhörigkeit nach bestimmten Erkrankungen angegeben, wie etwa Hirnhautentzündung, Mittelohrentzündung, schwere Masern. Die Punkte wurden nur kurz gestochen und die Nadeln sofort wieder herausgezogen. Die Einstichtiefe war an bestimmten Punkten bis zu etwa eineinhalb Zentimeter. Als wir nach der Demonstration zusammen diskutierten, erlaubte sich Van Nghi gewisse Bemerkungen. Die chinesische Kollegin fragte uns anschließend nach unserer Meinung. Sie notierte sich die nachstehend zusammengefaßte Kritik von Van Nghi sehr genau:

Zur Einteilung der Ursachen meinte er, man müsse nach traditioneller chinesischer Medizin die Schwerhörigkeit in Innere Schwerhörigkeit (Störungen der ancestralen Energie) und Äußere Schwerhörigkeit (durch perverse Energien verursacht) einteilen. Dabei sei die Behandlung nicht dieselbe. Die Behandlung von Schwerhörigkeit aus perverser (kosmopathogener) Energie müsse durch Sedierung dieser perversen Energiefülle vollzogen werden; während die Behandlung der vererbten Störung durch Schwäche an ancestraler Energie durch entsprechende Tonisierung behandelt werden müsse. Diese Punkte seien bereits in den alten traditionellen Lehrbüchern *So Ouenn* und *Nei King* beschrieben.

Chinesische Krankenhäuser, eine Falle für westliche Akupunkturärzte

Besucht ein westlicher Akupunkturarzt chinesische Krankenhäuser und erkundigt sich nach der Indikation der gestochenen Punkte, so wird ihm wie uns geantwortet:»Dieser oder jener Punkt wird gegen eine Lähmung oder einen Schmerz gestochen.« Kennt der westliche Akupunkturarzt nur die bisher im Westen dozierte Akupunkturlehre, dann gibt er sich mit der Bekanntgabe der Rezepte zufrieden. Ja, er ist nicht einmal fähig, entsprechende Fragen zu stellen, um tiefgründigere Antworten zu erhalten, da er die Theorie ja gar nicht kennt. In seine Praxis zurückgekehrt, kann er dann behaupten, er habe in China die Akupunktur genauestens studiert und es werde dort ebenfalls nach Rezepten gestochen. So ausgeübt, entspricht Akupunktur einem Kartenspiel. Hat man zufällig gute Karten in der Hand, so kann man gewinnen. Fehlen einem aber die guten Karten, so verliert man. Man ist also praktisch dem Zufall ausgeliefert, selbst wenn ab und zu ganz gute Resultate erzielt werden können.

In diesem Sinn stellen die chinesischen Krankenhäuser für uns westliche Akupunkteure eine Falle dar. Nur die wenigsten von uns sind befähigt, durch entsprechende Fragen auf die traditionellen Theorien der Akupunkturlehre zu stoßen. Es gibt gewisse Schulen, wie zum Beispiel den Kinderpalast in Schanghai, in dem Kinder von zehn bis zwölf Jahren bereits einige Akupunkturpunkte lernen und sich gegenseitig stechen. Dieses interessante Phänomen zeigt, daß bei den Chinesen die Akupunktur überall eingeführt ist und daß sie auf jeder Stufe verwendet wird, wenn sogar Kinder das Stechen lernen, um bestimmte kleinere äußere Erkrankungen behandeln zu können.

Die chinesischen Apotheken

In den Apotheken werden die verschiedensten Kräuter, Insekten oder Tierbestandteile zu Teemischungen, Pillen und sogar Injektionslösungen verarbeitet. Dabei sahen wir in kleineren Landkrankenhäusern, wie aus Pflanzen Injektionspräparate hergestellt wurden.

Besonders erstaunte uns, im Krankenhaus für traditionelle chinesische Medizin in Peking einen Computer zu entdecken, der zur Rezeptur von traditionellen chinesischen Medikamenten diente.

Die Operateurin hielt das Rezept in einer Hand und bediente mehrere Knöpfe mit der anderen. Nach einigen Sekunden fiel aus einer Röhre ein Gemisch aus verschiedenen Pflanzen und Tierbestandteilen in einen Teller, dessen Inhalt für den Patienten eingepackt wurde.

Wir sahen aber auch chemotherapeutische Medikamente. Es wurde uns dazu erklärt, daß je nach Krankenhaus die eine oder andere Methode vorherrsche.

Bei einem kleinen Landkrankenhaus war ein Kräutergarten angelegt, in dem alle Pflanzen wie in einem botanischen Garten beschriftet waren. Man erklärte uns, daß die meisten Leute dieser Gegend die Pflanzen genau kennen und wissen, wie sie sich damit behandeln konnten.

Die Kombination der traditionellen östlichen mit der westlichen Medizin

Mao Tse-tung hat in seinen Hinweisen an das Volk betont, man müsse beide Medizinen, die aus dem Westen und die eigene traditionelle chinesische Medizin, zusammen praktizieren. Wir haben feststellen können, daß diese Worte genau befolgt werden und zu außerordentlichen Resultaten führen.

So wird Akupunktur mit Elektrotherapie verbunden, indem elektrischer Strom durch die Nadeln geleitet wird.

Die Operationen mit Akupunktur-Anästhesie, von denen wir mehrere ansehen konnten, sind ebenfalls ein Beweis der Zusammenarbeit der westlichen Medizin (Chirurgie) mit der traditionellen chinesischen Medizin (Anästhesie durch Akupunktur).

Auch im folgenden Beispiel kann man das erfolgreiche Zusammenspiel beider Medizinen sehen: Patienten, die durch Verletzungen der Wirbelsäule nach einem Unfall vollständig gelähmt waren, sind in monatelanger, mühseliger Therapie allmählich wieder zum Laufen gebracht worden. Dabei wurden beide Medizinen angewandt. Einerseits hatten die Patienten regelmäßig Nadelsitzungen, andererseits aber wurden in bestimmte Akupunkturpunkte Nervenvitamine (B$_1$) injiziert. Ab und zu wurden die Nadeln auch an elektrischen Strom angeschlossen. Bei Hirnschlag entsteht durch eine Blutung in bestimmten Hirnanteilen eine Zerstörung von Hirngewebe. Dadurch treten Lähmungen auf der Gegenseite ein. Die Behandlung solcher Patienten erfolgte durch beide Medizinen. Einerseits ging man davon aus, daß die Erkrankung durch Störungen im Energiekreislauf ausgelöst wurde. Andererseits aber sagte die Neurologie, daß gewisse Hirngebiete zerstört sind. Aus dieser Kenntnis wurden spezielle Punkte entwickelt, die über dem zerstörten Hirngebiet durch Einstechen in die Kopfhaut Energie aus dem Energiesystem der Meridiane einleiten.

Arzt und Patient in China

Wir waren sehr überrascht, in China zu beobachten, wie Patient und Arzt zusammenarbeiten. Es gab dort nirgends »Halbgötter in Weiß«. Vor jeder Operation wurde mit dem Patienten besprochen, wie und was operiert würde. Man sah, daß die Ärzte sich wie Freunde zu ihren Patienten verhielten. Auch unter den Ärzten gab es ein gutes menschliches Verhältnis. Ärzte und Personal bildeten eine Einheit, und keiner schien sich wichtig zu nehmen. So entstand der Eindruck, daß die Medizin in China im Dienst des Volkes steht.
Wir hoffen, mit diesem Buch der Akupunktur zu ihrem richtigen Platz zu verhelfen. Es ist unsere Pflicht, in Europa die genaue Lehre der traditionellen chinesischen Medizin zu verbreiten. Was wir ebenfalls von den Chinesen lernen sollten, ist die menschliche und kollegiale Zusammenarbeit aller medizinischen Berufe untereinander zum Wohl der Patienten.
Abgesehen von den therapeutischen

Möglichkeiten, die sich einem westlich geschulten Arzt durch die Akupunkturlehre bieten, können genaue Kenntnisse der energetischen Verhältnisse des Menschen zahlreiche Diagnosen erleichtern. Scheinbar von der Krankheit nicht befallene Körperregionen haben plötzlich enge Beziehungen zu erkrankten Körperabschnitten. Derartige Verhältnisse wurden bisher in keiner Klinik und in keinem Lehrbuch beschrieben. Die chinesische Medizin ermöglicht aber durch das Wissen über solche Zusammenhänge bessere Einsichten in das Krankheitsbild und damit eine bessere Behandlung. Folgendes Beispiel mag dies veranschaulichen:
Ab und zu gibt es Patienten mit starken, krampfartigen Schmerzen auf dem Fußrücken. Die Schulmedizin wird an Nervenschädigungen denken und nach zahlreichen Röntgenbildern zu dem Schluß kommen, daß Verschiebungen im Fußgelenk (Plattfuß oder andere Verformungen) zu den Schmerzen führen müssen. Meist bringt dann die zur Behebung der angeblichen Störung durchgeführte Operation keinerlei Linderung. In der chinesischen Medizin handelt es sich hierbei um Befall und Lahmlegung des Energieflusses in einem sogenannten Nebengefäß (meistens das longitudinale Lo-Gefäß der Gallenblase), der durch wenige Nadelstiche in den Zehen und am Fußrücken wieder zum Zirkulieren gebracht wird. An diesem Beispiel sehen wir, wie ein angeblich kompliziertes und nur wenig verständliches Krankheitsgeschehen dank der Akupunkturlehre sehr einfach und mit wenigen Handgriffen beinahe weggezaubert werden kann.
In der westlichen Medizin tragen zahlreiche Erkrankungen den Namen des Entdeckers. Damit wird dem Arzt, der sie erstmals beschrieben hat, eine besondere Ehrung erwiesen und die Erkrankung zum sogenannten Syndrom mit seinem Namen. So haben wir zum Beispiel die

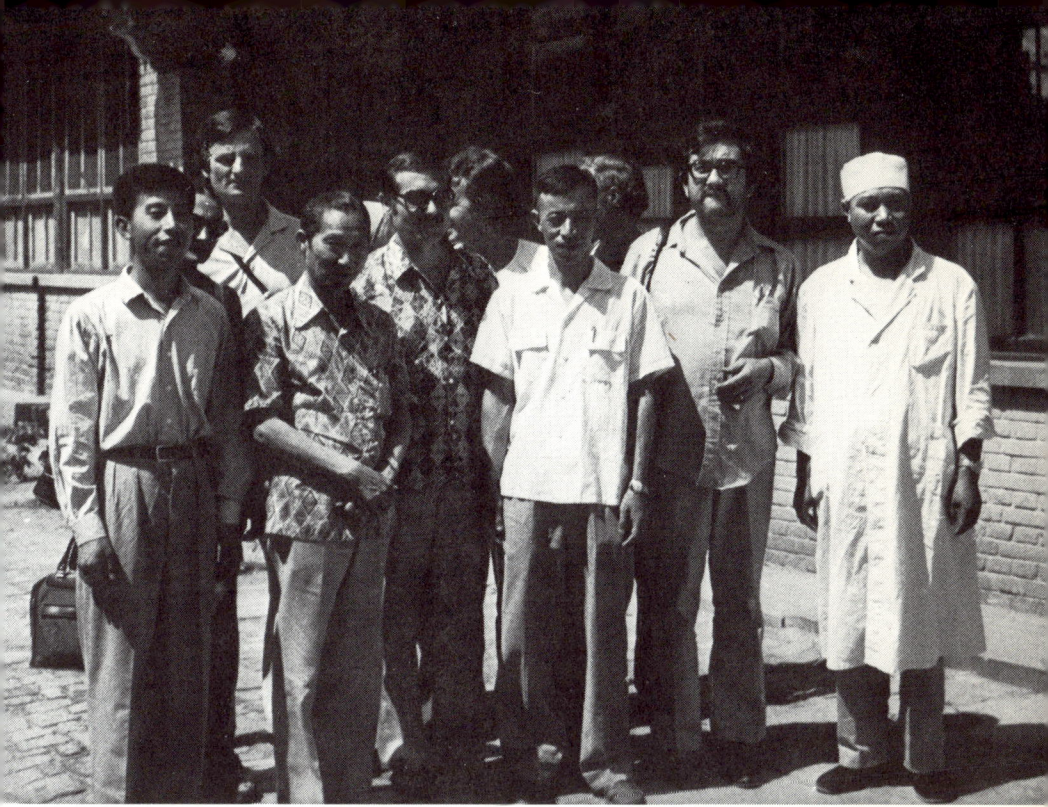

Akupunkturärzte vor dem Krankenhaus für traditionelle chinesische Medizin in Peking (der Autor zweiter von rechts, Nguyen Van Nghi dritter von links).

Basedowsche Erkrankung, die von der Schilddrüse ausgehend mit schweren Stoffwechselstörungen verbunden ist.

Es gibt ebenfalls ein sogenanntes Tietze-Syndrom, wobei der Patient verdickte obere Rippen in der Brustbeingegend hat, die äußerst schmerzhaft sind. Für den in der Akupunktur-Energetik ausgebildeten Arzt werden aber zahlreiche dieser Symptome und Syndrome zusammenhängen und durch die chinesische Energetik viel

besser erklärbar. Dadurch ist die Behandlung leichter, gezielter und meistens ohne Nebenerscheinungen. Was soll ein in westlicher Medizin ausgebildeter Arzt von folgendem Fall denken:

Eine Frau, die unter Verdauungsstörungen leidet und eine sehr schmerzhafte Periode hat, leidet gleichzeitig unter Kopfschmerzen und Sehschwäche. Ab und zu hat sie gichtähnliche Schmerzen an der großen Zehe. Für die chinesische Energetik können diese Erkrankungen unter dasselbe Energiebild gereiht werden: Es handelt sich hier um Störungen des Leber-Meridians, der vom Fuß über die Geschlechtsteile bis zur Brust fließt; der innere Ast des Leber-Meridians steigt zum Kopf, wo er einerseits einen Zweig ins Auge abgibt, andererseits aber zum Scheitel gelangt. Damit erklären sich durch Störungen des Leber-Meridians sowohl die Fußerkrankung als auch die gynäkologischen Störungen, die Verdauungsstö-

rungen, die Kopfschmerzen und die Sehschwäche. Es braucht dabei nicht das
gesamte Meridiangebilde befallen zu sein;
auch Einzelteile können Krankheits-
erscheinungen aufweisen oder an einem
anderen Meridian Störungen bewirken.
So kann die traditionelle chinesische
Akupunkturlehre, abgesehen von ihren umfassenden Therapiemöglichkeiten,
dem westlich geschulten Arzt die Diagno-
sestellung erleichtern und zahlreiche Zusammenhänge offenbaren. Die Einführung der traditionellen chinesischen Medizin an unseren Fakultäten dürfte der
westlichen Medizin zu zahlreichen Fort-
schritten verhelfen.

Quellennachweis

Literatur

Chamfrault, A., *Traité de Médecine Chinoise,* Bd. 1 und 2, Angoulême.
Chamfrault, A., und Van Nghi, Nguyen, *Traité de Médecine Chinoise,* Bd. 4, Angoulême.
Nei King Ling Shu. Peking 1962.
Van Nghi, Nguyen, *Pathogénie et Pathologie Energétiques en Médecine Chinoise.* Marseille 1971.
Van Nghi, Nguyen, *Topographie Energétique en Médecine Chinoise.* Marseille 1971.
Van Nghi, Nguyen, und Fisch, Guido, *Einführung in die Akupunktur* in: *Einführung in die biologische Medizin,* Kurs I. Hrsg. Internationales Institut für Biologische Medizin. Lausanne 1971.
Cliniques d'Acupuncture. Nr. 1–8, Hrsg. Groupe Lacretelle. Paris 1972.
Nouvelle Revue Internationale d'Acupuncture. Nr. 15, 18, 20, 22, 1970.
Physiologische Akupunktur, offizielles Organ der Schweizerischen Akupunkturgesellschaft.

Abbildungen

Camera Press, London: (Chinque) S. 97; (Richard Harrington) S. 112/113.
Guido Fisch, Lausanne: S. 15, S. 19, S. 40 links, S. 41, S. 81, S. 82, S. 102, S. 104, S. 107, S. 117.
Kraufmann und Scheerer, Stuttgart: S. 92.
Nei King Ling Shu, People's Health Publishers, Peking 1962: S. 86–89.
Alle übrigen Abbildungen Deutsche Verlags-Anstalt GmbH, Stuttgart (Hellmut Ehrath).